临床护理
案例分析

内 科

主 编 孙国珍 林 征

副主编 刘扣英

编 著 丁霞芬 王雪梅 黄晓萍 濮益琴 嵇 艳 禹 玲

丁 玉 卞秋桂 王漾漾 吴玲玲 陈秀利

LINCHUANGHULI
ANLIFENXI

东 南 大 学 出 版 社
·南京·

图书在版编目（CIP）数据

临床护理案例分析·内科／孙国珍，林征主编. —南京：东南大学出版社，2015.6
ISBN 978-7-5641-5335-9

Ⅰ．①临… Ⅱ．①孙… ②林… Ⅲ．①内科学－护理学–病案 Ⅳ．①R47

中国版本图书馆CIP数据核字（2014）第270826号

东南大学出版社出版发行

（南京四牌楼2号 邮编210096）

出版人：江建中

责任编辑：张慧

江苏省新华书店经销 南通印刷总厂有限公司印刷

开本：700mm×1000 mm 1/16 印张：12 字数：210千字

2015年6月第1版 2015年6月第1次印刷

印数：1～3000册 定价：36.00元

ISBN 978-7-5641-5335-9

（本社图书若有印装质量问题，请直接与营销部联系，电话：025-83791830）

前　言

PREFACE

护理的对象是人，不同的人有着不同的需求。因而在临床工作中，护理人员要能为具有不同生理、心理、社会等各方面需求的患者提供安全、专业、舒适、满意的护理服务，这就要求临床护士能在临床实践中对患者健康状况进行评估、分析、判断、决策，从而采取个性化的护理措施以解决患者存在或潜在的护理问题。本书依托临床各专科护理专家的丰富经验，精选临床典型案例，将护理过程中遇到或应该考虑到的问题融入其中，旨在强化护士（护生）临床思维的过程和方法，帮助其在临床情境下，熟练运用护理程序，结合患者具体情况思考病情演变、分析临床证据、正确决策并采取预见性措施，为患者提供专业的高水平护理。

本书共分八章，罗列了内科系统常见疾病的典型案例，在介绍诊治与护理过程中提出相关问题、剖析护理及病情观察重点，并以"知识链接"的方式对相关专科护理知识加以拓展，在每个案例的最后还进行了"评析与总结"，以帮助读者更好地进行临床思维的凝练。

本书的特色是"贴近临床"，所有案例都来自临床实际，根据护理思维重点加以编排，保证了病例的真实性、可信性和合理性。本书内容丰富、逻辑清晰、编写形式新颖、实用性强，既可作为护理院校内科护理理论授课和临床见习教学的参考教材，也同样适用于临床护士工作实践的指导，尤其对低年资护士的临床思维培养有很大的指导意义。

本书编写过程中，得到了南京医科大学第一附属医院临床护理专家的大力支持，教材审定过程中得到东南大学出版社的悉心指导，在此一并表示感谢。

由于时间仓促和编者的水平有限，书中难免存在不足之处，恳请护理界同仁及广大读者批评指正。

编者

2015年5月

目　录
CONTENTS

案例一　肺炎

【一般资料】　患者，女，21岁，未婚，学生。

【主诉】　发热伴咳嗽、咳痰5天。

【病史】　患者5天前受凉后出现咳嗽伴咽痛，咳黄脓痰，痰量多，并伴畏寒、高热，体温39.7~40.6℃，诉头痛及四肢乏力，自服抗病毒冲剂治疗，症状无好转，现为求进一步诊疗转来我院。患者病程中精神欠佳，食欲稍低、无特殊饮食嗜好，睡眠一般，大小便正常。既往身体健康，无吸烟、饮酒等不良嗜好。患者性格温和，由于一直体温不降，患者较担心。平日生活自理，家庭和睦，父母关心，有医保。

【护理体检】　T 39.9℃，P 114次/分，R 20次/分，BP 120/70 mmHg，身高1.60 m，体重50 kg。神志清，精神萎，急性面容，口角有疱疹，咽红，左下肺呼吸运动减弱，触觉语颤增强，叩诊呈浊音，两肺呼吸音粗，左下肺可闻及少量湿啰音。

【实验室及其他检查】　血常规：白细胞13.7×10^9/L，中性粒细胞85.2%。胸部X线检查：左下肺大片状密度增高影。

【医疗诊断】　肺炎。

【诊治与护理经过】　患者体温39.7~40.6℃，入院时体温39.9℃，医嘱使用退热剂，但患者拒绝使用。

该患者为哪种热型？如何做好此患者的降温措施？

该患者热型为稽留热。因为患者体温波动在 39.7~40.6℃，均在 39~40℃以上，24 小时内体温波动相差 0.9℃，未超过 1℃。

患者入院时体温 39.9℃，但拒绝使用退热剂，应了解患者拒绝使用的原因，进行针对性解释。最常使用的降温方法是在鼓励患者多饮水或饮料等增加液体的基础上，选用降温贴、冰袋、温水擦浴、酒精擦浴等。若效果仍不佳，再遵医嘱使用退热剂。

知识连接：热型的分类

稽留热	体温明显升高达 39~40℃以上，24 小时内体温波动相差不超过 1℃	常见于伤寒、大叶性肺炎
弛张热	24 小时内体温波动相差超过 2℃，但最低点未达正常水平的体温曲线类型	常见于伤寒的缓解期、败血症、风湿热
间歇热	体温骤然升达高峰，持续数小时，又迅速降至正常水平，无热期可持续 1 天至数天，如此高热期与无热期反复交替出现	常于疟疾、急性肾盂肾炎等
不规则热	发热的体温曲线无一定规律	常见结核病、风湿热、支气管肺炎、渗出性胸膜炎等

患者用药 2 天后仍高热不退，伴胸闷、气促。查体：T 40℃，P 115 次/分，R 20 次/分，BP 120/70 mmHg。神志清，精神差，两肺呼吸音粗，左下肺可闻及湿啰音。血气分析：pH 7.46，PCO_2 32 mmHg，PO_2 56 mmHg，HCO_3^- 24.4 mmol，提示 I 型呼吸衰竭。予面罩给氧 5L/min、物理降温及吲哚美辛栓直肠给药等处理后，患者体温降至 36.5℃，但出现神志模糊、表情淡漠、四肢厥冷、心率加快、脉搏细速，血压下降至 85/50 mmHg，诊断为感染性休克。

问题 2

如何配合感染性休克的抢救?

①体位:取仰卧中凹位;②给氧:中、高流量给氧;③补充血容量:快速建立两条静脉通道,遵医嘱补液,以维持有效血容量,同时监测血容量已补足的证据(口唇红润、肢端温暖、收缩压 > 90 mmHg、尿量 > 30 ml/h);④用药护理:遵医嘱使用多巴胺、间羟胺等血管活性药物;有明显酸中毒时可先应用 5% 碳酸氢钠溶液静脉滴注;联合使用有效的抗菌药物,观察药物疗效和不良反应;⑤严密监测生命体征、神志与精神状态、末梢循环状态、出入量等。

🩺 知识连接

我国重症肺炎的标准为:①意识障碍;②呼吸频率 > 30 次/分;③ PaO_2 < 60 mmHg、PaO_2/FiO_2 < 300,需要行机械通气治疗;④血压 < 90/60 mmHg;⑤胸片提示双侧或多肺叶浸润受累,或入院 48 小时内病变扩大 50%;⑥尿量 < 20 ml/h,或 80 ml/4 h,或急性肾衰竭需要透析治疗。

患者经抢救后神志转清,精神较前好转,但仍有咳嗽,咳黄脓痰,主诉较难咳出。查体:T 37.5℃,P 95 次/分,R 20 次/分,BP 125/70 mmHg。继续予亚胺培南联合莫西沙星抗感染、盐酸溴己新化痰等处理。

问题 3

此时护士如何协助患者排痰?

在了解患者咯黄脓痰、较难咳出和现有的用药治疗的基础上,还应评估:①患者出汗、静脉补液以及饮水等情况,②患者是否掌握深呼吸和有效咳嗽的方法以及是否主动进行深呼吸和有效咳嗽和实施的频次;③是否已采取协助患者排痰其他有效方法以及效果如何。

根据评估结果有针对性地指导患者:①多饮水,或在病情许可时增加饮料、水果的摄入;②指导患者深呼吸和有效咳嗽;③胸部叩击和震颤;④雾化吸入或湿化气道;⑤协助患者体位引流;⑥一旦咳嗽微弱或出现意识模糊等,应予以机械吸痰。

又经过 3 天的治疗和护理，患者神志完全清楚，体温正常，咳嗽轻微，无咳痰，拟出院。

评析与总结

肺炎患者会出现发热，护理人员应密切观察体温，了解热型，有助于发现高热的原因。采取降温措施时应注意让患者知情，选取适合患者的降温方法。肺炎患者常出现咳痰症状，在评估的基础上采取适宜的清除痰液的方法有助于感染的控制。护士是患者的直接护理者，对肺炎患者病情严重程度的观察尤为重要，有助于医生判断是将患者安置在门诊、入院，还是 ICU 治疗。

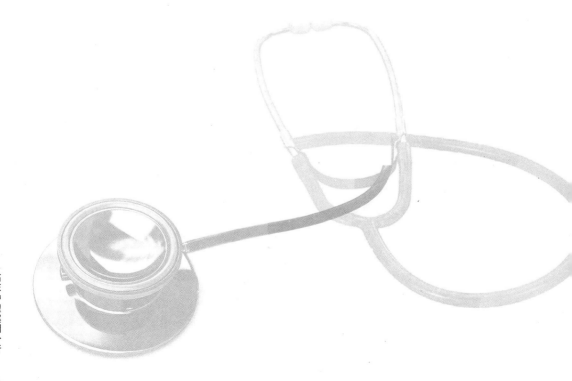

案例二 慢性阻塞性肺疾病

【一般资料】 患者，男，75 岁，已婚，大学，退休干部。

【主诉】 反复咳嗽、咳痰、气喘 20 余年，加重 1 周。

【病史】 患者有慢性阻塞性肺疾病病史 20 余年，2 周前受凉后再发咳嗽、咳较多白色泡沫痰，稍活动后即气喘加重，伴胸闷。于当地医院就诊，考虑"慢性阻塞性肺病急性加重，慢性肺源性心脏病"，予头孢匹胺、哌拉西林舒巴坦、甲强龙、氨茶碱等抗感染、抗炎、平喘等对症处理。1 周前患者气喘明显加重，端坐呼吸，咳痰黏稠，不易咳出，口唇发绀，双下肢凹陷性水肿。急诊收住院，由护理员用轮椅将患者从急诊送至病房护士站。

【医疗诊断】 慢性阻塞性肺病急性加重；慢性肺源性心脏病。

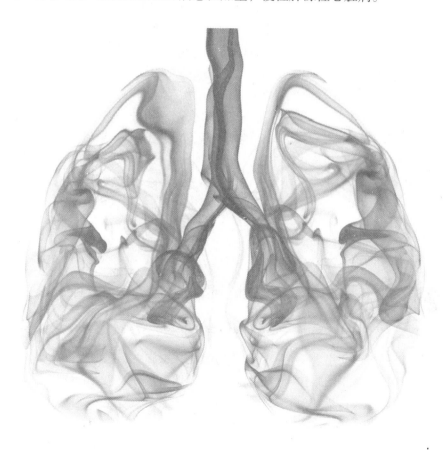

问题 1

办公护士接诊的常规流程有哪些？针对该患者，办公护士应如何接诊？

办公护士接诊常规流程：热情接待患者，办理入院手续，佩戴腕带，称体重，填写身份信息，通知责任护士及管床医生。该患者气喘明显，端坐呼吸，痰液黏稠、不易咳出，口唇发绀，双下肢凹陷性水肿，提示病情较重，不可按常规流程办理接诊。针对该患者，办公护士应：①立即安置患者至病床上休息，协助其取半卧位或端坐位。②通知责任护士测末梢血氧饱和度和准备氧气装置。③同时通知医生，抽血查动脉血气分析。④如末梢血氧饱和度太低，立即给予低流量（1~2L/min）吸氧，指导患者进行有效排痰。⑤待安置好患者后再让患者家属至护士站办理相关手续。

患者 20 余年来常因受凉后出现咳嗽、咳白色黏痰，每年于季节交替及气候变化时易发，冬季尤为明显，每年发作 3 个月以上，经抗感染治疗后可好转。近年来发作频繁，症状加重，气喘明显。4 年前诊断为"慢性阻塞性肺疾病急性加重"，平素自行使用"舒利迭 50 μg/500 μg 1 吸，bid；思力华 18 μg 1 吸，qd"。否认高血压、糖尿病等慢性病，否认肝炎、肺结核史。病程中，患者睡眠欠佳，饮食一般，近期体重无明显减轻，二便无明显变化。

【护理体检】T 36.8 ℃，P 98 次/分，R 30 次/分，BP 120/80 mmHg，身高 1.75 m，体重 70 kg。发育正常，营养中等，端坐呼吸，口唇发绀，稍动则喘，查体合作。全身皮肤黏膜无黄染，无瘀点、瘀斑及皮下出血。颈静脉无怒张，肝-颈静脉反流阴性。胸部对称，桶状胸，触诊无胸膜摩擦感，叩诊呈过清音，双肺呼吸音较低，可闻及少量哮鸣音。心前区无异常搏动，未及震颤，心率 98 次/分，律尚齐，剑突下第二心音强于心尖部，各瓣膜听诊区未及明显病理性杂音。腹部无异常发现。双下肢凹陷性水肿。

问题 2

根据以上资料，还需要进一步询问患者哪些情况？常规做哪些检查？

需进一步询问患者手术外伤史、过敏史、家族史。病情发展趋势，是否加重。评估日常生活规律及自理程度，有无烟酒嗜好。患者心理状态、对疾病的认识和遵医行为如何，家庭对患者的支持情况，有无公费医疗等。患者常规检查包括：胸片或 CT、血气分析、肺功能、血尿粪常规、痰液检查等。

【实验室及其他检查】 胸部 X 线检查：两下肺纹理增多扭曲，左下肺局部支气管扩张可能。血气分析：pH 7.42，PaO_2 57 mmHg，$PaCO_2$ 32 mmHg，HCO_3^- 20.8 mmol/L，FiO_2 21.0%。肺功能检查：FEV1/FVC < 70%；30% ≤ FEV1 < 50%。

【诊治与护理经过】 患者第 2 天 23：00 诉胸闷、气喘严重，呼吸急促，咳嗽、咳痰不明显，心电监护示 HR 108 次/分，R 38 次/分，BP 160/100 mmHg，SaO_2 94%，查体双肺可闻及哮鸣音。遵医嘱给予吸氧 2L/min，普米克令舒 4mg+ 万托林 1mg+ 爱全乐 1mg 雾化吸入，甲泼尼龙 40mg 静脉滴注，30 分钟后患者胸闷、气喘明显好转。

问题 3

根据肺功能分级，目前患者的病情属于 COPD 哪种严重程度分级？

【解析与答案要点】 根据 GOLD 分级，患者 30% ≤ FEV1 < 50%，说明 COPD 的严重程度分级为重度。

知识连接：GOLD 分级

GOLD 中文是指慢性阻塞性肺疾病全球防治创议。2011 版 GOLD 分级是 COPD 患者在支气管扩张剂使用后测定肺功能，对气流受限程度（FEV1% 预计值）进行严重程度分级。

GOLD 分级如下：

分级	严重程度	FEV1% 预计值
GOLD Ⅰ	轻度	FEV1 ≥ 80% 预计值
GOLD Ⅱ	中度	50% ≤ FEV1<80% 预计值
GOLD Ⅲ	重度	30% ≤ FEV1<50% 预计值
GOLD Ⅳ	极重度	FEV1<30% 预计值

知识连接：MMRC 分级

MMRC 中文是指改良的英国医学研究委员会呼吸困难量表，如下：

0 级	除非剧烈运动，无明显呼吸困难
1 级	当快走或上缓坡时有气短
2 级	因呼吸困难而比同龄人步行慢，或者以自己的速度在平地上行走需要停下来呼吸
3 级	在平地上步行 100 米或数分钟后需要停下来呼吸
4 级	明显的呼吸困难而不能离开房间或穿脱衣服即可引起气短

 知识连接：CAT 问卷

CAT 即 (COPD assessment test)，是用于对 COPD 患者健康状况进行评价的问卷，具体内容如下：

患者情况	评分范围						患者情况	评分
我从不咳嗽	0	1	2	3	4	5	我一直咳嗽	
我一点痰也没有							我有很多很多痰	
我一点也没有胸闷的感觉							我有很重的胸闷感觉	
当我爬坡或爬一层楼时，我并不感到喘不过气来							当我爬坡或爬一层楼时，我感到非常喘不过气来	
我在家里时任何活动，都不受慢阻肺的影响							我在家里时任何活动，都受慢阻肺的影响	
每当我想外出时我就能外出							因为我有慢阻肺，所以我从来没有外出过	
我睡眠非常好							由于我有慢阻肺，我的睡眠非常不好	
我精力旺盛							我一点精力都没有	
总分（得分范围 0~40）								

早班护士给患者口腔护理时发现：患者咽峡、软腭黏膜上有白色乳凝块样物。患者有口干、烧灼感及轻微疼痛。

问题 4

患者此时可能是出现了什么情况？如何进一步观察和处理？

此时患者可能出现了口腔真菌感染。首先测定口腔 pH 值；然后进行口腔黏膜的咽拭子培养和涂片；汇报医师，遵医嘱给予碳酸氢钠溶液漱口和口腔护理；了解患者的用药和机体免疫力情况。

患者咽拭子培养和涂片结果为白假丝酵母菌，遵医嘱给予氟康唑胶囊抗真菌治疗 4 天后好转。经系统治疗后患者胸闷气喘较前好转。生命体征平稳，神志清，精神可，考虑第二天出院。

问题 5

此时可以给患者进行呼吸锻炼指导吗？

可以指导患者进行呼吸锻炼。需注意的是，尽管患者症状有所缓解，但仍处于 COPD 急性发作期，可采用的呼吸锻炼方法为缩唇呼吸、腹式呼吸；稳定 4 周后可进行呼吸肌阻力训练和全身有氧锻炼。

评析与总结

对于办公护士的接诊流程，首先要掌握接诊患者的常规流程，但遇到急危重症患者入院时要先从容处理患者的危急情况，保障安全。完整护理案例的资料收集应包含：病史、日常生活规律及自理程度、心理社会资料、身体评估、实验室及其他检查。基础护理（口腔护理）也是病情观察的良好时机，发现患者咽峡、软腭黏膜上白色乳凝块样物，或白斑，白色小点状或小片状物提示可能是真菌感染，但仍需进一步检查来明确；另外需了解患者使用药物（如激素、广谱抗生素等）的情况和副作用。护士应根据患者情况进行个体化的呼吸功能锻炼，既保障患者安全又有利于改善其呼吸功能。

案例三 肺性脑病

【一般资料】 患者，男，78 岁，已婚，小学文化，退休工人。

【主诉】 反复咳嗽、咳痰、气喘 7 年，加重 1 天。

【病史】 患者近 7 年来反复出现咳嗽、咳痰、气喘不适，每逢季节变换及气温变化明显时易发，秋冬季显著，每年发作 3 个月以上，诊断为"慢性阻塞性肺病急性加重、慢性肺源性心脏病"，每次经抗感染、解痉平喘等治疗后病情可好转，出院后一直使用舒利迭 50 μg/500 μg 1 吸，bid。1 天前因气温下降，患者出现胸闷、气喘症状加重，伴咳嗽咳痰，痰量不多，为白色黏痰，夜间尚能平卧。白天患者烦躁不安，傍晚时出现嗜睡、口唇青紫，急诊入院。病程中，患者精神差，睡眠欠佳，大小便无明显异常改变，今日开始尿少，体重未见明显下降。既往有"磺胺、青霉素类"药物过敏史。40 余年前因"胃溃疡"曾行胃切除术，8 年前有阑尾切除术史。有 50 余年的吸烟史，平均每日抽烟 20 支，现已戒烟 5 年，不饮酒。

【护理体检】 T 37.0℃，P 125 次/分，R 26 次/分，BP 145/75 mmHg。嗜睡，能唤醒，应答切题，发育正常，营养中等，呼吸稍快，平车推入病房，自主体位，查体合作。口唇中度发绀，球结膜充血水肿，颈静脉轻度怒张。胸廓呈桶状，叩诊呈过清音，呼吸音粗，双肺可闻及少量散在的干啰音。心率 125 次/分，律齐，A2 < P2，各瓣膜听诊区未及明显病理性杂音，双下肢轻度凹陷性水肿。上腹部和右下腹分别见一 10 cm 的手术疤痕。

【实验室及其他检查】 血气分析：pH 7.20，$PaCO_2$ 75 mmHg，PaO_2 54 mmHg，SaO_2 79%（FiO_2 29.0%）。

【医疗诊断】 慢性阻塞性肺病急性加重；Ⅱ型呼吸衰竭；慢性肺源性心脏病，心功能Ⅲ级；肺性脑病。

问题 1

该患者符合肺性脑病的表现有哪些？

肺性脑病是由于缺氧和 CO_2 潴留导致的神经精神障碍症候群。符合肺性脑病的表现有：动脉血气分析结果为 $PaCO_2$ 75 mmHg，PaO_2 54 mmHg，SaO_2 79%，FiO_2 29%，提示患者有缺氧和 CO_2 潴留，另外患者有口唇中度发绀、意识变化（先烦躁不安，后嗜睡，能唤醒，应答切题）等神经精神障碍的症状和提示脑水肿的体征（球结膜充血水肿）。

患者入院后医嘱予以呼吸兴奋剂治疗，患者仍嗜睡。

问题 2

该患者的护理要点有哪些？

①注意休息与安全：患者绝对卧床，半卧位，使用床栏进行安全保护；②吸氧护理：持续、低流量给氧，1～2 L/min；③用药护理：观察疗效和不良反应；④病情观察：定期监测动脉血气分析，严密观察神经精神症状（嗜睡、清醒等），及时汇报并处理。

【诊治与护理经过】 经过抗感染和呼吸兴奋剂治疗后，患者神志转清，但仍诉胸闷、气喘严重，呼吸急促，心电监护示 HR 108 次/分，R 38 次/分，BP 160/100 mmHg，SaO_2 94%，双肺可闻及少量散在的干啰音，双下肢凹陷性水肿。协助采取半卧位，吸氧 2L/min，遵医嘱给予普米克令舒 4mg + 万托林 1mg + 爱全乐 1mg 雾化吸入，予甲泼尼龙 40mg 静脉滴注，但患者效果欠佳，使用西地兰 0.2mg + 0.9%NS10ml 缓慢静注，呋塞米 20mg 静注，30 分钟后气喘明显好转。

问题 3

西地兰属于哪类药？肺心病患者在使用该类药时需注意什么？

西地兰属于洋地黄类正性肌力药，由于肺心病患者存在慢性缺氧和感染，对洋地黄类药物耐受性下降，易发生毒性反应。故该类患者原则上选用作用快、排泄快的洋地黄类药，剂量宜小，一般为常规剂量的 1/2 或 2/3 量；西地兰常规每支 0.4mg（2ml/支），该患者用了 0.2mg。此外，对需长期口服洋地黄类药物的患者应指导其学会数脉搏和自我监测药物副作用。洋地黄类药物的副作用主要有恶心、食欲不振、头痛、心动过缓、黄视等不良反应。

经过10天的治疗与护理，患者无咳嗽、咳痰，平地行走100米无胸闷、呼吸困难，食欲可，睡眠安，大小便正常。查体：T 37.1℃，BP 125/65 mmHg，神清，精神可，心肺听诊无明显异常，腹部正常。双下肢无水肿。患者恢复良好，准备出院。

问题4

应如何做好出院指导？出院后如何识别病情变化或加重？

（1）出院指导包括：①了解疾病发生、发展过程，减少反复发作的次数，避免和防治诱因；②氧疗：每天至少吸氧15小时，氧流量1～2 L/min；③加强营养；④缓解期根据肺、心功能及体力情况进行适当的体育锻炼和呼吸功能锻炼，如散步、气功、腹式呼吸、缩唇呼吸等，改善呼吸功能，提高机体免疫功能。

（2）告知病人及家属病情变化或加重的症状，包括：体温升高、呼吸困难加重、咳嗽剧烈、咳痰不畅、尿量减少、水肿明显或发现患者神志淡漠、嗜睡、躁动、口唇发绀加重等。

💠 知识连接

慢性阻塞性肺疾病是慢性肺源性心脏病最常见的病因，患者除有咳嗽、咳痰、气促，活动后呼吸困难、乏力等原发病的症状外，还有第二心音亢进等右心室肥厚的体征，可能会出现呼吸衰竭(发绀、球结膜充血、水肿、呼吸困难加重、头痛、失眠、嗜睡、谵妄等肺性脑病的表现)和（或）右心衰竭（心悸、食欲下降、腹胀、恶心、发绀、颈静脉怒张、心率增快、剑突下可闻及收缩期杂音、肝大压痛、肝-颈静脉反流征阳性、下肢水肿、腹水等），甚至会出现肺性脑病、心律失常、消化道出血、休克等并发症。

评析与总结

肺性脑病是慢性肺源性心脏病最常见的死亡原因，护理人员能识别肺性脑病的早期症状和体征，有助于及早发现病情变化，为成功抢救提供基础。护理人员不仅是医嘱的执行者，也是健康教育者，如果能正确使用洋地黄类药物，同时能指导患者掌握长期口服洋地黄类药物的自我观察要点，做好出院指导，将有助于提高患者自我康复能力，减少疾病复发和加重。

案例四 支气管哮喘

【一般资料】 患者，男，47岁，已婚，大学文化，干部。

【主诉】 反复咳嗽、咳痰、气喘10余年，加重2个月。

【病史】 患者10余年来受凉后或闻刺激性气味时反复出现咳嗽、咳痰，伴气喘，诊断为"支气管哮喘"。出院后间断使用治疗哮喘的药物（具体不详）。2个月前患者受凉后再次出现咳嗽，咳白黏痰，伴有气喘，在外院以左氧氟沙星、地塞米松、氨茶碱等抗感染、平喘治疗，效果欠佳。既往无高血压、冠心病、糖尿病病史，否认食物及药物过敏史，无家族遗传病史。平时喜食清淡饮食，睡眠一般，大、小便正常，平日生活自理，否认烟酒等不良嗜好。妻子对患者很关心，有公费医疗，家庭经济情况较好。

【护理体检】 T 36.9℃，P 104次/分，R 22次/分，BP 120/70 mmHg，身高1.66 m，体重62 kg。神志清，精神萎，端坐呼吸，呼吸急促，两侧呼吸运动对称，两肺可闻及广泛的哮鸣音，呼气音延长。心脏、腹部体检无异常，双下肢无水肿。

【实验室及其他检查】 血气分析：pH 7.42，PaO_2 77 mmHg，$PaCO_2$ 32 mmHg，HCO_3^- 20.8 mmol/L，FiO_2 21.0%。肺功能检查：支气管舒张试验阳性，FEV1占预计值 < 50%。

【医疗诊断】 支气管哮喘急性发作。

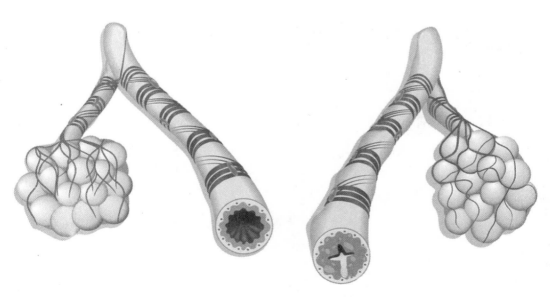

支气管哮喘常见的诱发因素有哪些？

支气管哮喘常见的诱发因素：吸入性变应原（刺激性气体 SO_2 和氨气、尘螨、真菌、霉菌、动物毛屑）、呼吸道感染、食物（鱼、虾、蟹、蛋类、牛奶等）、药物（普萘洛尔、阿司匹林等）、其他（如气候变化、运动、妊娠）。

知识连接

哮喘控制水平分级（2011 年全球哮喘防治创议）

临床特征	完全控制（满足以下所有条件）	部分控制（任何 1 周出现以下 1~2 项特征）	未控制（任何 1 周内）
白天症状	无（或≤2 次/周）	>2 次/周	出现≥3 项部分控制特征
活动受限	无	有	
夜间症状/憋醒	无	有	
需要使用缓解药物的次数	无（或≤2 次/周）	>2 次/周	
肺功能（PEF 或 FEV1)	正常或≥80% 预计值	<80% 正常预计值或本人最佳值	
急性发作	无		任何 1 周出现 1 次

【诊治与护理经过】 入院后予解痉、平喘治疗，患者气喘较前好转，生命体征平稳、神志清、精神可。医嘱停用雾化吸入普米克令舒，改用舒利迭（沙美特罗替卡松吸入剂）50 μg/250 μg 1 吸，bid。患者从未使用此吸入装置。

问题 2

舒利迭是什么装置？如何指导患者正确使用舒利迭（准纳器）？

舒利迭（沙美特罗替卡松粉吸入剂）为复方制剂，其组分为沙美特罗和丙酸氟替卡松，为白色或类白色的微粉，密封在铝箔条内。该铝箔条缠绕在一模制的塑料装置中，这种给药装置称为准纳器。其使用方法如下：①打开：一手握住准纳器外壳，另一手的大拇指放在拇指柄上，向外推动拇指直至完全打开。②推开：握住准纳器向外推滑动杆，直至发出"咔哒"声，表明准纳器已做好吸药的准备。③吸入：握住准纳器并远离吸嘴，在保证平稳呼吸的前提下，尽量呼气，然后将吸嘴放入口中，深深地平稳吸气，将药物吸入，将准纳器从口中拿出，同时屏气约 10 秒钟，后再恢复缓慢呼气。④关闭：将拇指放在拇指柄上，尽量快地向回拉，当关上准纳器时，即可发出"咔哒"声表明关闭，滑动杆自动返回原有位置并复位。⑤如果需要吸入两吸药物，必须关上准纳器后，重复步骤①~④。⑥漱口。

注意：本品中含乳糖，对乳糖及牛奶过敏的患者禁用本品。

经过 5 天治疗后，患者无发热、无咳喘，考虑近期出院，责任护士拟指导患者使用峰流速仪和记录哮喘日记。

问题 3

使用峰流速仪和记录哮喘日记的目的是什么？如何指导患者正确使用和记录？

峰流速测定是发现早期哮喘发作最简便易行的方法：①在峰流速仪上安装一次性的口含器，②取站立位，尽可能深吸一口气，③用唇齿部分包住口含器后，以最快的速度、用最大力气吹动游标，游标最终停止的刻度就是此次峰流速值，即最大呼气峰流速（PEFR）。在没有出现症状之前，PEFR 下降提示将会有哮喘急性发作。PEFR 保持在 80%~100% 为安全区，说明哮喘控制理想；60%~80% 为警示区，说明哮喘可能发作，需要及时调整治疗方案；< 60% 为危险区，说明哮喘严重，需要立即到医院就诊。

记录哮喘日记可以帮助患者监测病情变化。患者应每晚完成当天哮喘日记的记录。哮喘日记的主要内容包括：日期、早晚 PEFR 测定值、症状（气喘、咳嗽、咳痰、活动受限、哮喘对睡眠影响）、每天所用哮喘药物（包括茶碱类口服药物、β 受体兴奋剂类口服药物、β 受体兴奋剂气雾剂、吸入或口服激素、其他药物）。

该患者出院 1 月后又因哮喘急性发作，到急诊就诊。经询问，原来患者出院 2 周后，觉得没有症状，PEFR 保持在 80%~100%，就没有再吸入舒利迭，也没有再检测 PEFR 和记录哮喘日记。

问题 4

患者出院后为什么很快又出现急性发作？

患者哮喘急性发作经住院积极治疗后症状得到控制，但哮喘的慢性炎症改变仍然存在，必须进行长期治疗，患者却在 2 周后停止吸入长期预防用药舒利迭。出院 2 周后患者没有监测 PEFR 和记录哮喘日记，对自己的病情没有监测，从而不能及时发现自己气道阻力的增加，导致哮喘的发作。

知识连接

2013 年支气管哮喘控制的中国专家共识指出，哮喘是一种显著影响患者个人、家庭和社会的慢性疾病，良好的患者管理有助于达到病情的完全控制。哮喘管理通常包括以下 5 个部分：①患者健康教育；②通过联合评价症状和肺功能指标，监测哮喘的病情：简易的 ACT 在临床研究中使用较多；③确认并避免接触危险因素；④规律随访，制定长期管理计划；⑤建立预防急性发作的预案。

评析与总结

尽管哮喘尚不能根治，但通过有效的哮喘管理，通常可以实现哮喘控制。脱离变应原的接触是防治哮喘最有效的方法，因此，护士应积极帮助患者找到引起哮喘发作的诱发因素，指导患者有效控制可诱发哮喘发作的各种因素，如避免可能导致发病的食物、吸入物、感染，戴围巾或口罩避免冷空气刺激等。吸入治疗是目前推荐长期抗感染治疗哮喘的最常用方法，擅自停用可能导致复发。目前使用的装置种类繁多，有定量气雾剂、都宝、准纳器等，护士应掌握使用方法，并教会患者使用，定期检查患者使用方法是否正确，以确保正确用药。哮喘日记和 PEFR 是体现哮喘临床特征的客观记录，有助于为疾病治疗提供依据。

案例五 支气管扩张

【一般资料】 患者，女，67岁，已婚，初中文化，退休。

【主诉】 反复咳嗽、咳痰、咯血5年，再发咳脓痰、咯血半天。

【病史】 患者5年前无明显诱因出现咳嗽、咳大量脓痰，咯血，鲜红色，量200 ml，于我院住院确诊"支气管扩张伴咯血"，给予抗感染、止血等对症治疗好转，此后未出现咯血。今晨受凉后再咳脓痰、咯血两口，初为暗红色，第2口为痰中带鲜红色血丝。以"支气管扩张伴咯血"收入院。病程中精神可，饮食睡眠佳，二便如常，体重无明显下降。既往患"支气管哮喘"十余年，近5年应用"信必可都保160μg/4.5μg，1吸，bid"症状平稳；患"高血压"1年，自服降压药物，血压尚平稳。无烟酒嗜好。

【护理体检】 T36.7℃，P98次/分，R18次/分，BP125/75 mmHg。神志清，精神可，体型适中，营养中等，查体合作。全身皮肤黏膜无黄染及出血点，浅表淋巴结未及肿大，双肺底可闻及少许湿啰音。

【辅助检查】 胸部X线检查：可见显著的囊腔，腔内存在气液平面，纵切面显示"双轨征"，横切面显示"环形阴影"，并可见气道壁增厚。

【医疗诊断】 支气管扩张伴咯血。

【诊治与护理经过】 患者住院后给予抗感染、祛痰、体位引流等处理，第一日痰量约70 ml。

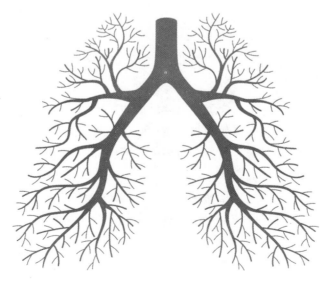

问题 1

如何判断患者病情严重程度？

　　支气管扩张病情严重度可用痰量估计：24 小时痰量 <10 ml 为轻度，10～150 ml 为中度，>150 ml 为重度。该患者痰量约 70 ml，为中度。

　　入院第二天晨，患者咯血数口，鲜红色，量约 50 ml。

问题 2

如何估计咯血程度？该患者目前的护理要点有哪些？

　　患者 24 小时的咯血量不超过 100 ml，属于少量咯血。此时的护理措施包括：①休息与卧位：以静卧休息为主，患侧卧位。②饮食护理：宜进少量温、凉流质饮食，多饮水，多食富含粗纤维饮食。③专人护理并安慰患者，稳定情绪。④保持呼吸道通畅。⑤用药护理：如使用垂体后叶素静脉滴注时速度勿过快，必要时使用输液泵控制速度，并观察不良反应。慎用镇静剂和镇咳药。⑥病情观察：密切观察病人咯血的量、颜色、性质及出血的速度，生命体征及意识状态的变化，窒息先兆和并发症等。⑦一旦发生咯血窒息先兆，立即给予头低脚高俯卧位，轻拍、刺激咽部或用吸痰管吸引以排出血块；吸氧；必要时气管插管或气管切开。

　　10 天后患者仍主诉咳嗽，咳大量黄脓痰，已 1 周没有咯血。查体：T 37.0℃，P 80 次/分，R 18 次/分，BP 125/80 mmHg。

🈵 知识连接

　　痰液的颜色、性状、量及气味对疾病诊断有一定的帮助。①慢性咳嗽伴咳痰常见于慢性支气管炎、支气管扩张症、肺脓肿和空洞型肺结核等。②痰液的颜色由白色泡沫或黏液状转为脓性多为细菌性感染；大量黄脓痰常见于肺脓肿或支气管扩张，痰液收集于玻璃瓶中静置后出现分层的特征，即上层为泡沫、下悬脓性成分，中层为混浊黏液，下层为坏死组织沉淀物；铁锈色痰可能是肺炎链球菌感染；红棕色胶冻样痰可能是肺炎克雷白杆菌感染；肺水肿时，咳粉红色稀薄泡沫痰；肺阿米巴病呈咖啡样痰；肺吸虫病为果酱样痰。③痰液有恶臭是厌氧菌感染的特征。

问题 3

针对患者咳大量黄脓痰症状，护士如何指导患者体位引流？

患者已1周未咯血也没有其他体位引流的禁忌证。①引流前的准备：向患者解释体位引流的目的、过程和注意事项，测量生命体征，听诊肺部明确病变部位。引流前15分钟遵医嘱给予支气管扩张剂。备好排痰用纸巾或可弃去的一次性容器。②引流体位：体位引流的选择取决于分泌物潴留的部位和患者的耐受程度，原则上抬高病灶部位的位置，引流支气管开口向下，有利于潴留的分泌物随重力作用流入支气管或气管排出。首先引流上叶，然后引流下叶后基底段。如患者不能耐受，及时调整姿势。③引流时间：根据病变部位、病情和患者状况，每天1~3次，每次15~20分钟。一般于饭前进行，饭后或鼻饲后1~2小时亦可。④引流的观察：评估患者对体位引流的耐受程度，若出现心率快、心律失常、血压升高、血压降低等表现，应立即停止引流并通知医生。⑤引流的配合：引流过程中嘱患者深呼吸、辅以胸部叩击或震荡后进行有效咳嗽。⑥引流后护理：帮助患者采取舒适体位，弃掉污物。给予清水或漱口剂漱口，观察咳痰的情况、听诊呼吸音的改变，评价引流效果，并记录。

评析与总结

护士应密切观察患者的痰液，若痰量突然减少，且出现体温升高，可能与支气管引流不畅有关；支气管扩张急性感染时，因痰量增多，痰液静置后出现分层，上层为泡沫、中层为混浊黏液、下层为坏死组织沉淀物。密切观察患者咯血量，对无咯血等体位引流禁忌证的患者，应进行恰当的体位引流，及时排出呼吸道分泌物。支气管扩张与感染密切相关，应及时治疗上呼吸道慢性病灶（如扁桃体炎、鼻窦炎等），避免受凉，预防感冒，减少刺激性气体吸入，防止反复发病加重病情。

案例六　肺癌

【**一般资料**】　患者，男，68岁，已婚，退休。

【**主诉**】　胸闷、胸痛20天伴体重进行性下降。

【**病史**】　患者20天前无明显诱因出现右侧进行性胸闷、胸痛，近3月来体重下降10kg。饮食睡眠可，二便如常。20年前行腹股沟疝修补术。吸烟40年，每日1包。

【**护理体检**】T 37.5℃，P 92次/分，R 18次/分，BP 120/75 mmHg，身高1.73 m，体重65 kg。神志清，精神可，发育正常，步入病房，浅表淋巴结未及肿大，右侧语音震颤减弱，右胸叩诊浊音，右肺呼吸音低可闻及湿啰音。

【**医疗诊断**】　右侧胸腔积液性质待查：①肿瘤？②感染？

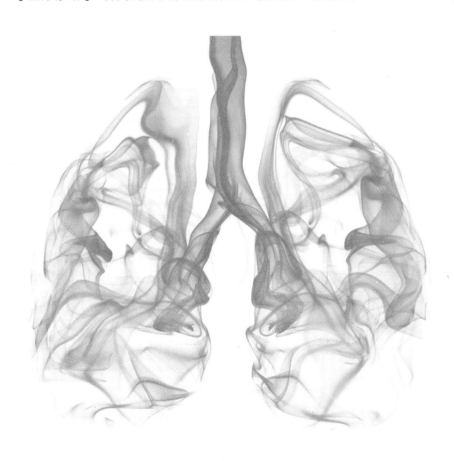

问题 1

支气管镜检查的护理要点有哪些？

（1）检查前护理：①患者准备：解释检查的目的、操作过程及有关配合的注意事项，术前禁饮、禁食4小时，有活动义齿者应取下；②术前用药：评估过敏史，遵医嘱使用阿托品或地西泮等术前用药；③物品准备：做好抢救设施及药物的准备。

（2）检查中护理：密切观察患者的生命体征和反应，配合医生做好黏膜麻醉、吸引、灌洗、活检、治疗等。

（3）检查后护理：①密切观察患者的病情变化，有无发热、胸痛、呼吸困难，观察分泌物颜色和特征；术后有少量咯血及痰中带血者不必担心，如出血量增加应通知医生；②术后2小时内禁食禁水，进食前先饮水，无呛咳后再进食，检查后的第一餐以温凉半流质少辛辣刺激性饮食为主；③术后减少咽部刺激：少说话和咳嗽，以免声音嘶哑和咽喉部疼痛。

【诊治与护理经过】 入院第2天行纤维支气管镜检查。

术中右中下肺叶活检、刷检，隆突前及隆突下淋巴结穿刺、活检，术后患者无不适主诉。入院第3天行胸腔闭式引流，胸水检查2次见恶性肿瘤细胞，倾向于鳞癌。胸部疼痛加重，给予盐酸曲马多100 mg口服，bid，5天治疗后疼痛缓解不明显。予芬太尼透皮贴止痛，3天后疼痛有所减轻，但出现恶心、呕吐。

问题 2

针对患者胸痛，应如何护理？

（1）胸痛的观察：①疼痛的部位、性质、程度及止痛效果；②疼痛加重或减轻的因素；③影响患者表达疼痛的因素；④疼痛对睡眠、进食、活动等日常生活的影响程度。

（2）避免加重疼痛的因素：①预防上呼吸道感染，尽量避免咳嗽；②变换体位时，避免推、拉动作；③指导患者用手或枕头护住疼痛部位，减轻深呼吸、咳嗽或变换体位所引起的疼痛。

（3）心理护理：倾听患者的诉说，指导患者转移注意力的方法。

（4）遵医嘱做好用药护理，指导患者自控镇痛。

WHO 三阶梯止痛疗法是什么？如何做好护理配合？

三阶梯疗法：①第一阶梯：轻度癌性疼痛首选非阿片类止痛药：阿司匹林、对乙酰氨基酚等。②第二阶梯：中度癌性疼痛非阿片类治疗无效者选用弱阿片类止痛药（盐酸曲马多、可待因、羟考酮）。③第三阶梯：重度癌性疼痛或第二阶梯治疗无效者可选用强阿片类（吗啡）。此外，无论哪一阶梯均应根据疼痛的病理生理决定是否联合应用辅助药物。

三阶梯疗法的护理：①首先选择口服给药途径；②按时给药；③按阶梯用药：应该按照晚期癌痛三阶梯治疗原则规定的用药程序合理使用，首先从第一阶梯开始；④用药个体化，特别注意具体患者的实际疗效；⑤注意观察用药的效果和不良反应，如该患者的恶心、呕吐可能系芬太尼引起。

知识连接

纤维支气管镜检查是光学纤维内镜对气管支气管腔进行的检查，可在直视下进行活检或刷检、钳取异物，并可作支气管肺泡灌洗等，是支气管、肺、胸腔疾病诊断及治疗不可缺少的手段。

评析与总结

吸烟是肺癌死亡进行性增加的首要因素，且有研究显示吸烟量与肺癌之间存在明显的量—效关系，开始吸烟年龄越小、吸烟时间越长、吸烟量越大，肺癌的发生率越高，因此宣传戒烟是非常必要的。而肺癌患者常常出现疼痛，护理人员要做到准确评估疼痛部位、范围、性质、持续的时间，指导患者避免加重疼痛的因素，做好疼痛的用药护理及心理护理，调整患者的情绪和行为，预防不良反应，从而减轻病人的痛苦。

案例七 呼吸衰竭

【**一般资料**】 患者，男，89岁，已婚，退休老师。

【**主诉**】 咳嗽咳痰11月余，加重3天。

【**病史**】 患者11月前无明显诱因下出现咳嗽，咳少量白色黏痰，痰黏稠不易咳出，痰鸣明显，经过抗感染、祛痰等治疗后，咳嗽、咳痰减轻。3天前因着凉出现咳嗽咳痰症状，痰量增加，为黄黏痰，最高体温38.5℃左右，出现嗜睡症状，至本院急诊，予气管切开、吸痰、保留导尿等处理，收住院。患者胃纳差，大便正常。查胸部CT示"肺部感染，考虑痰栓可能"。有"脑梗死"后遗症10年，既往有吸烟饮酒史30年，已戒烟十余年。

【**护理体检**】 T 38.3℃，P 94次/分，R 14次/分，BP 150/80 mmHg。嗜睡，呼之能应，无法正常应答，平车推入病房，查体不能合作。胃管在位通畅，气管切开，导管在位通畅，右锁骨下放置中心静脉导管，两肺呼吸音粗，可闻及明显痰鸣音，尿管在位通畅。

【**实验室及其他检查**】 血气分析：pH 7.42，PaO_2 56 mmHg，$PaCO_2$ 62 mmHg，HCO_3^- 20.8 mmol/L，FiO_2 25.0%。

【**医疗诊断**】 肺部感染；Ⅱ型呼吸衰竭；脑梗死后遗症；气管切开术后。

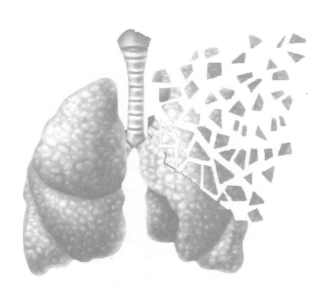

如何区别 I、II 型呼吸衰竭及急、慢性呼吸衰竭？

I、II 型呼吸衰竭是按照动脉血气分析来分型的：①I 型呼吸衰竭，又称缺氧型呼吸衰竭，无 CO_2 潴留。血气分析特点：$PaO_2 < 60\,mmHg$，$PaCO_2$ 降低或正常。见于换气功能障碍（通气/血流比例失衡、弥散功能损害和肺动–静脉分流）疾病。②II 型呼吸衰竭，又称高碳酸性呼吸衰竭，既有缺氧，又有 CO_2 潴留。血气分析特点：$PaO_2 < 60\,mmHg$，$PaCO_2 > 50\,mmHg$，系肺泡通气不足所致。

急、慢性呼吸衰竭是按照发病急缓来分的：①急性呼衰：由于多种突发致病因素使通气或换气功能迅速出现严重障碍，在短时间内发展为呼吸衰竭。因机体不能很快代偿，如不及时抢救，会危及患者生命。②慢性呼衰：由于呼吸和神经肌肉系统的慢性疾病，导致呼吸功能损害逐渐加重，经过较长时间发展为呼吸衰竭。由于缺氧和（或）伴 CO_2 潴留系逐渐加重，在早期机体可代偿适应，多能耐受轻工作及日常活动，此时称为代偿性慢性呼吸衰竭。在此基础上并发呼吸系统感染或气道痉挛等，可出现急性加重，在短时间内 PaO_2 明显下降、$PaCO_2$ 明显升高，则称为慢性呼吸衰竭急性加重。

【诊治与护理经过】 患者入院后呼吸稍急促，痰较多，口唇无发绀，听诊两肺呼吸音粗，两肺可闻及痰鸣音，未闻及广泛干啰音。医嘱予以机械通气，模式为 A/C，参数为：通气容量 500 ml，PEEP 5cmH₂O，Rate 13 次/分，FiO₂ 35%。

问题 2

患者有气管切开，现行机械通气，请问人工气道的护理要点有哪些？

（1）人工气道的固定：①确定导管的位置，每班交接插管的深度；②气管切开套管固定：准备两根寸带，一长一短分别系于套管两侧，打死结，松紧程度以活动一个手指为宜；③经口或鼻气管插管固定：采用胶布交叉固定。插管患者注意适当约束，翻身移位时，应注意呼吸机管道的位置。

（2）气囊的护理：①气囊的作用：A、气囊充气时可使插管外气管呈封闭状态，是实施机械通气的必要条件；B、固定插管位置；C、防止口腔及上呼吸道内分泌物进入气道。②气囊充、放气：定时排空气囊，对防止黏膜压力性损伤有一定效果。一般每 6~8 小时放气 1 次，放气 5~10 分钟后再充气，气囊充气要恰当，维持 20~25 mmHg。③气囊放气的吸痰方法：A、先进行气管内吸引；B、再吸口咽腔内做咽深部及气囊上部吸引：需两人配合，一人先将吸痰管插入导管内，做好吸痰准备，另一人此刻快速抽空气囊，立即同时吸痰。④充放气时应注意防止插管滑出，需测量插管末端到门齿（或鼻尖）的位置。

（3）气道湿化：①保证足够的入量，液体入量 2500～3000 ml；②湿化方法：室内可用湿化器、人工鼻、加温湿化器、气道内滴入湿化、雾化吸入；③遵医嘱选择合适的湿化液；④根据痰液黏稠度来调整湿化量。

（4）人工气道护理：每天更换气管切开处敷料和清洁气管内套管 1～2 次，有分泌物污染随时更换；气管插管固定带每天更换。每日口腔护理。

问题 3

如何做好该患者机械通气的护理？

该患者机械通气的护理包括：①监测和评价患者对机械通气的反应；②安全管理机械通气系统；③预防并发症；④满足患者的基本需要；⑤做好心理社会支持工作等。

患者监测的内容包括：①呼吸系统：血氧饱和度，自主呼吸与呼吸机是否同步、呼吸频率、两侧呼吸运动是否对称，呼吸道分泌物，胸部 X 线检查、血气分析、呼气末 CO_2 浓度；②循环系统：心率、心律和血压；③体温；④意识状态；⑤皮肤、黏膜；⑥腹部情况；⑦出入量。

呼吸机参数及功能的监测包括：①呼吸机参数和报警的设定是否恰当；②及时分析和处理报警等。

入院 3 天后，气管套管在位，可吸出少量黄黏痰，附着在吸痰管内且不易被冲洗干净。查体：BP 135/80 mmHg，神志清，呼之能应。

问题 4

如何判断痰液黏稠度？

痰液黏稠度分 3 度：①Ⅰ度（稀痰）：痰如米汤或泡沫样，吸痰后玻璃接头内壁上无痰液滞留，如量过多，提示湿化过度。②Ⅱ度（中度黏痰）：痰的外观较Ⅰ度黏稠，吸痰后有少量痰液在玻璃接头内壁滞留，但易被水冲洗干净。③Ⅲ度（重度黏痰）：痰的外观明显黏稠，常呈黄色。吸痰管常因负压过大而塌陷，玻璃接头内壁上滞有大量痰液且不易用水冲净，提示气道湿化不足。

入院 5 天后，气管套管在位，可吸出少量白黏痰，呼吸机持续辅助呼吸，A/C 模式，参数为：通气容量 500 ml，Rate 13 次 / 分，PEEP 3 cmH$_2$O，FiO$_2$ 33%，24 小时入量 1740 ml，出量 1600 ml。查体：BP 132 / 81 mmHg，神志清，呼之能应。血气分析：pH 7.42，PaO$_2$ 107 mmHg，PaCO$_2$ 32 mmHg，HCO$_3^-$ 20.8 mmol/L。

评析与总结

呼吸衰竭的处理原则是：保持呼吸道的通畅，迅速纠正缺氧，改善通气，积极治疗原发病，消除诱因，加强一般支持治疗和其他重要脏器功能的监测与支持，预防和治疗并发症。气道不通畅可加重呼吸肌疲劳，气道分泌物积聚时可加重感染，并可导致肺不张，减少呼吸面积，加重呼吸衰竭。因此，保持呼吸道通畅是纠正缺氧和 CO$_2$ 潴留最重要的措施。机械通气是增加患者通气的有效治疗方法，必须掌握机械通气的护理。人工气道的护理是呼吸科护士必备的专科技术，运用适当的护理措施保持呼吸道通畅至关重要。

案例八　气胸

【**一般资料**】　患者，男，67岁，已婚，退休。

【**主诉**】　胸闷、呼吸困难3天。

【**病史**】　患者3天前活动后自觉胸闷、呼吸困难，休息后未见明显缓解。胸部X线检查示气胸，予以胸腔闭式引流及头孢唑肟、左氧氟沙星及氨溴索治疗3天。病程中患者偶咳嗽，无痰，饮食睡眠可，二便正常。患者前列腺肥大病史十余年，萎缩性胃炎病史1年，1年前行左侧腹股沟斜疝修复术。既往食用虾过敏；吸烟30年，每日半包，已戒烟十余年，不饮酒。门诊胸部正位片：左侧液气胸（肺组织压缩约85%）。

【**医疗诊断**】　左侧气胸。

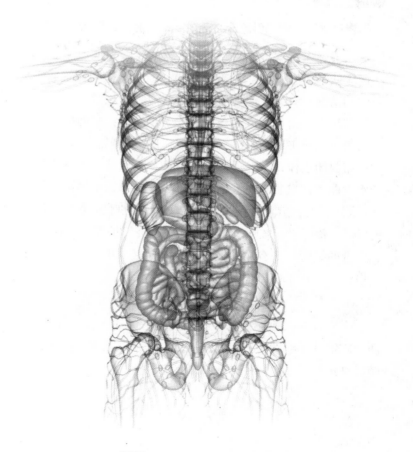

该患者护理体检的重点内容包括哪些? 此患者可能有的阳性体征有哪些?

护理体检重点包含: 生命体征、身高、体重、意识状态、营养发育、面容表情、体位、皮肤黏膜、胸部的望触叩听检查。

此患者可能有的阳性体征: 呼吸急促、发绀; 视诊左侧胸廓饱满、呼吸运动减弱, 气管向右侧移位; 触诊左侧语音震颤减弱; 叩诊左侧为鼓音或过清音; 听诊左侧呼吸音减弱或消失。

【护理体检】T 37.2℃, P 88 次 / 分, R 26 次 / 分, BP 135 / 85 mmHg, 身高 1.78 m, 体重 65 kg。神志清晰, 发育正常, 体型偏瘦, 半卧位。左侧呼吸运动、呼吸音减弱, 可闻及散在湿啰音, 右肺听诊无明显异常, 左侧胸腔闭式引流管在位通畅。

患者已置胸腔闭式引流管 2 天, 此时胸腔闭式引流的护理要点有哪些?

①确保引流装置的安全: 水封瓶妥善固定于不易踢到的地方, 水封瓶液面应低于引流管胸腔出口平面 60 cm; ②观察引流管通畅情况: 引流管内水柱波动情况, 有无气泡逸出, 液体需观察引流量和色; ③防止引流管堵塞: 由胸腔端向水封瓶端方向挤压; ④防止意外: 搬动患者时需要用两把血管钳将引流管双重夹紧, 引流管不慎滑出时, 应嘱患者呼气, 同时用凡士林纱布及胶布封闭引流口, 并通知医生处理; ⑤保持引流管道密闭和无菌状态: 更换水封瓶和伤口敷料时严格无菌操作; ⑥肺功能锻炼: 鼓励患者每 2 小时进行 1 次深呼吸、咳嗽和呼吸锻炼, 指导患者在呼吸功能锻炼时固定引流管胸腔端, 以减少深呼吸、咳嗽所致的疼痛; ⑦拔管护理: 拔管 24 小时内, 应注意观察患者的拔管局部有无渗液、出血、漏气、皮下气肿等, 如发现异常, 应及时报告医生处理。

【诊治与护理经过】3 天后复查胸部 CT 示左侧气胸引流术后, 两肺肺大泡, 两肺陈旧灶。继续予给氧、抗感染、化痰、营养支持等治疗后好转, 复查胸片示肺已复张, 予拔除胸腔引流管, 准备出院。

临床护理案例分析

问题 3

如何指导患者预防气胸复发?

①避免抬举重物、剧烈咳嗽、屏气、用力排便;②采取有效的措施预防便秘,如注意饮食、饮水,腹部按摩,适量活动等;③注意劳逸结合,在气胸痊愈后的 1 个月内,不进行剧烈运动,如打球、跑步等;④保持心情愉快,避免情绪波动;⑤劝导患者戒烟。

知识连接

胸膜性疾病(气胸和胸腔积液)的排气疗法分为胸腔穿刺排气(液)和胸腔闭式引流,气胸穿刺点一般在患侧锁骨中线外侧第 2 肋间或腋前线第 4~5 肋间隙,胸腔积液穿刺点一般在患侧肩胛线或腋后线第 7~8 肋间或腋前线第 5 肋间隙。

评析与总结

气胸患者行胸腔闭式引流排气是非常重要的治疗方法,护士应做好胸腔闭式引流护理,保证胸腔闭式引流有效。引流过程中鼓励病人每 2 小时进行 1 次深呼吸、咳嗽和吹气球练习,以促进受压、萎缩的肺扩张,加速胸腔内气体排出,促进肺尽早复张。患者痊愈后应指导患者避免诱发因素,防止气胸复发。

案例九　肺栓塞

【**一般资料**】　患者，女，69 岁，已婚，山东人，农民。

【**主诉**】　胸闷、气急 2 周，突发胸痛、呼吸困难 1 天。

【**病史**】　患者 2 周前感冒后出现胸闷、气急，1 天前出现突发胸痛、呼吸困难，夜间不能平卧，无咯血，饮食可，大小便正常。曾有胸闷史，心电图示窦性心动过速，未予重视。

【**护理体检**】　T 36.7℃，P 120 次／分，R 35 次／分，BP 95／65 mmHg。口唇发绀，P_2 亢进，剑突下心音增强，有 3 级收缩期杂音，肺无啰音，肝肋下可及，无压痛，双下肢无水肿，有静脉曲张。

【**实验室及其他检查**】　胸部 CTA：左肺动脉栓塞。超声心动图：左室舒张功能减退，轻度二尖瓣关闭不全，轻度主动脉瓣关闭不全，轻度三尖瓣关闭不全，肺动脉收缩压为 65 mmHg。血气分析：pH 7.46，PaO_2 45 mmHg，$PaCO_2$ 39 mmHg。

【**医疗诊断**】　Ⅰ 型呼吸衰竭；肺栓塞。

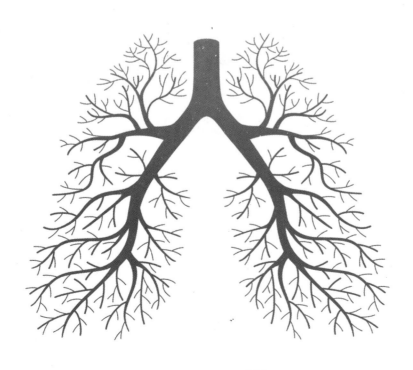

问题 1

肺栓塞发生的危险因素有哪些？

　　肺栓塞的危险因素一般分为原发性因素和继发性因素。①原发性因素：主要由遗传变异引起，包括 V 因子突变、蛋白 C 缺乏、蛋白 S 缺乏和抗凝血酶缺乏等，以 40 岁以下的年轻患者无明显诱因反复发生深静脉血栓和肺栓塞为特征。②继发性因素：是指后天获得的易发生深静脉血栓和肺栓塞的病理生理改变、医源性因素及患者自身因素。如创伤和（或）骨折、脑卒中、心力衰竭、急性心肌梗死、恶性肿瘤、外科手术、植入人工假体、中心静脉插管、妊娠及产褥期、口服避孕药、因各种原因的制动或长期卧床、长途航空或乘车旅行和高龄等。

　　【诊治与护理经过】 入院后给予尿激酶 100 万 U，2 小时内溶栓，呼吸困难有好转，吸氧 5L/min，SaO_2 85%，PaO_2 58 mmHg。下肢血管超声检查示右侧股静脉血栓形成。介入治疗：使用猪尾导管旋转碎栓，并植入深静脉滤网，SaO_2 92%，PaO_2 78 mmHg。复查 CTA：肺动脉内无血栓。给予低分子肝素、华法林抗凝治疗。

问题 2

消除再栓塞危险因素的措施有哪些？

　　①急性期：患者除绝对卧床外，还需要避免下肢过度屈曲，一般在充分抗凝的前提下卧床 2~3 周；保持大便通畅，避免用力大便，以防下肢血管内压力突然升高，使血栓再次脱落形成新的危及生命的栓塞。②恢复期：需预防下肢血栓形成，如患者仍需卧床，下肢须进行适当的活动或被动关节活动，穿抗栓袜或气压袜，不在腿下放置垫子或枕头，以免加重下肢循环障碍。③观察下肢深静脉血栓形成的征象：比较双下肢周径，观察有无局部皮肤颜色的改变。下肢周径的测量方法：大小腿周径的测量点分别为髌骨上缘以上 15 cm 处和髌骨下缘 10 cm 处，双侧下肢周径差 > 1 cm 有临床意义。检查是否存在 Homan 征阳性（轻轻按压膝关节并且屈膝、踝关节急速背屈时出现腘窝部、腓肠肌疼痛）。

停用低分子肝素治疗的标准是什么？

　　由于华法林需要数天才能发挥全部作用，停用低分子肝素治疗的标准是连续 2 天测定的国际标准化比值（INR）达到 2.0~3.0，或凝血酶原时间（PT）延长至正常值的 1.5~2.5 倍。

　　患者一般情况可，无发热，无明显咳嗽咳痰，无胸闷胸痛，无呼吸困难，饮食睡眠可。复查血常规、肝功能、肾功能、电解质正常，给予出院。

应如何针对患者进行预防指导？

　　患者是位老年女性，有下肢静脉曲张，有栓塞史，为深静脉血栓形成的高危人群。①指导患者避免可能增加静脉血流瘀滞的行为：如长时间保持坐位，特别是坐时跷二郎腿，穿束膝长筒袜，长时间站立不活动等。②若因疾病需要卧床，应进行床上肢体活动，不能活动时进行关节的被动活动，可利用机械作用如穿加压弹力抗栓袜、应用下肢间隙序贯加压充气泵等促进下肢静脉血液回流，病情允许时鼓励患者早期下床。③指导患者增加液体摄入。④必要时应遵医嘱使用抗凝剂防止血栓形成。

评析与总结

　　肺栓塞是各种栓子阻塞肺动脉系统所引起的一组以肺循环和呼吸功能障碍为主要临床和病理生理特征的临床综合征，其发病率和死亡率较高。若长期卧床的患者出现一侧肢体疼痛、肿胀，应注意深静脉血栓发生的可能；存在相关发病因素情况下，突然出现胸痛、呼吸困难、咯血痰等表现时，应警惕肺栓塞的可能。护士应了解肺栓塞的危险因素，对高危人群加强观察和指导，以预防肺栓塞的发生。抗凝治疗能够有效预防血栓再形成和复发，是肺栓塞和深静脉血栓形成的基本治疗方法，抗凝治疗期间需密切监测患者的出血（皮肤瘀斑、青紫、牙龈出血、皮肤坏死等）和再栓塞的发生情况。

案例十　肺结核

【一般资料】　患者，男，23 岁，未婚，大学生。

【主诉】　反复发热伴盗汗、乏力半月余。

【病史】　患者于半月余前受凉后出现发热，体温最高 38℃~39℃，午后体温最高，有畏寒感，发热时有头痛头晕，伴盗汗、乏力明显，阵发性干咳，不剧烈，偶感左胸疼痛，非针刺样，无放射痛，与呼吸及体位无关，考虑"上呼吸道感染"，予"阿奇霉素"静滴抗感染治疗，效果欠佳。食欲、睡眠一般，大小便正常，近半年来体重减轻约 2.5 kg。否认高血压、肝炎等病史，否认药物食物过敏史。无烟酒等不良嗜好。

【护理体检】　T 36.5℃，P 92 次/分，R 20 次/分，BP 100/70 mmHg。身高 1.73 m，体重 63 kg。发育正常，体型偏瘦，神志清，精神一般，胸廓对称，叩诊双肺呈清音，听诊双肺呼吸音清，未闻及干湿啰音。心率 92 次/分，律齐，各瓣膜听诊区未闻及明显病理性杂音。腹平软，无压痛及反跳痛，肝脾肋下未及，Murphy 征阴性，移动性浊音阴性。

【实验室及其他检查】　胸部 X 线检查：左上肺斑点、斑片、条索状高密度影，密度欠均匀，边界不清。

【医疗诊断】　左上肺继发型肺结核，痰未检，初治。

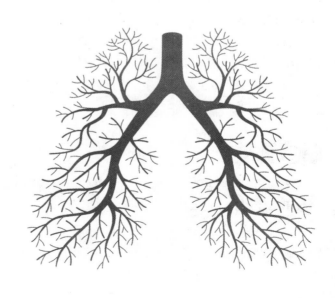

结核病分哪几型？患者考虑继发性肺结核，确诊还需做什么检查？

结核病分 6 型，即原发性肺结核、血行播散型肺结核、继发性肺结核、结核性胸膜炎、其他肺外结核和菌阴肺结核。确诊肺结核的方法是痰液找抗酸杆菌，通过痰涂片、痰聚集、痰培养来找抗酸杆菌。

问题 2

如何切断肺结核的传播途径？

飞沫传播是肺结核最重要的传播途径，尤其是未经治疗的痰菌阳性肺结核患者。使用未经消毒的被结核菌污染的餐具或饮食等亦可传染。可通过以下措施切断肺结核传播途径：①开窗通风；②患者咳嗽或打喷嚏时应用双层纸巾遮掩，痰吐入带盖的容器内，用等量的 1% 消毒灵浸泡 1 小时后再弃去，或吐入纸巾再焚烧；③餐具煮沸消毒或用消毒液浸泡消毒，同桌进餐时，使用公筷，以防传染；④衣服、寝具、书籍等污染物可在烈日下暴晒进行杀菌。

【诊治与护理经过】 入院后，血 CRP 33 mg／L，血沉 43 mm／h，痰涂片找到抗酸杆菌。胸部 CT：两肺纹理紊乱，两上及右下肺见斑片模糊影，边缘欠清，密度欠均匀，左上病灶内见多发透亮空洞，内壁光整，提示两上及右下肺结核伴左上多发空洞。立即给予异烟肼、利福平、吡嗪酰胺、乙胺丁醇抗痨及谷胱甘肽预防性保肝治疗。使用 5 天后，复查生化：AST 47U／L，LDH 247U／L，尿酸 621 μmol／L，提示肝功能轻度异常、高尿酸血症，考虑与抗结核药相关，停吡嗪酰胺，加用异甘草酸镁加强保肝治疗，短期内复查肝功能，同时嘱低嘌呤饮食，多饮水。

问题 3

抗结核药的治疗原则是什么？抗结核治疗有哪两个阶段？异烟肼、利福平、乙胺丁醇使用的注意事项和不良反应有哪些？

抗结核药的治疗原则是早期、联合、适量、规律和全程。抗结核治疗分为强化阶段和巩固阶段两个阶段。①异烟肼的主要不良反应是周围神经炎，偶有肝功能损害，应避免与抗酸药同时服用，注意消化道反应、肢体远端感觉及精神状态。②利福平的主要不良反应是肝功能损害和过敏反应，应严密监测；患者服用利福平后体液及分泌物会呈橘黄色，使隐形眼镜永久变色；注意药物相互作用，如加速降糖药、茶碱、抗凝血剂等药物的排泄，使药效降低或失败。③乙胺丁醇的主要不良反应是视神经炎，需在服用药物前、用药后1~2个月检查1次视觉灵敏度和颜色的鉴别力。

经治疗护理后患者一般情况可，无发热，无明显咳嗽、咳痰，无胸闷、胸痛。复查血常规、肝肾功、电解质正常，给予出院。

问题 4

针对该患者，应如何进行出院指导？

肺结核是一种肺部慢性传染病，疗程长，应对患者实行全程督导治疗以达到彻底治愈。①强调坚持规律、全程、合理用药的重要性，督促患者治疗期间定期复查胸片和肝、肾功能，指导患者观察药物疗效和不良反应，若出现药物不良反应及时就诊，定期随访；②嘱患者合理安排休息，恢复期逐渐增加活动以提高机体免疫力，但应避免劳累；③保证营养的摄入；④避免情绪波动及呼吸道感染；⑤指导家属如何切断传播途径和保护易感人群。

评析与总结

肺结核是一种肺部慢性传染病，飞沫传播是肺结核最重要的传播途径，切断肺结核传播途径非常重要。结核病患者应坚持早期、联合、适量、规律和全程用药，抗结核过程中易出现肝、肾损害、骨髓抑制、过敏等不良反应，应指导患者学会自我监测。

第二章
循环系统疾病

案例一　心力衰竭

【一般资料】　患者，男性，64岁，高中文化，退休教师。

【主诉】　反复胸闷、气喘7年，加重伴双下肢水肿1周。

【病史】　患者7年前出现活动后呼吸困难，休息后可以缓解，未重视。5年前感冒后呼吸困难再次发作，休息后不能缓解，伴咳嗽、咯白色泡沫样痰，在当地医院诊断为"心肌病，肺部感染"，经使用抗生素、利尿剂等药物治疗后好转。此后每于过度劳累或感冒后发病，近年来发作趋于频繁，口服利尿剂、美托洛尔、卡托普利等抗心衰药物治疗后病情得到控制。1周前无明显诱因感觉胸闷、气喘，活动后加重，夜间不能平卧，伴有双下肢水肿、尿量减少、腹胀、胃纳差。既往有"高血压"病史20年，血压最高170/100mmHg，坚持服科素亚、氨氯地平降压治疗，血压控制在130/80mmHg左右。平时日常生活能自理，仅能胜任轻体力劳动，食欲一般，大便正常。吸烟10年，20支/日，已戒烟5年，无饮酒嗜好。对疾病有一定认识，一直坚持遵医嘱服药。患者与老伴同住，老伴体健。有一儿一女，对患者很关心。有公费医疗。

【护理体检】　T 37.2℃，P 106次/分，R 22次/分，BP 110/70mmHg，身高1.78m，体重78kg。生长发育正常，口唇轻度发绀，巩膜无黄染，颈静脉怒张，两肺中下野可闻及湿性啰音，心尖搏动位于第六肋间左锁骨中线外侧约2cm，未触及震颤，心率106次/分，各瓣膜听诊区未闻及病理性杂音，腹部平坦，肝肋下2cm，肝-颈静脉反流征阳性，移动性浊音阴性，双下肢凹陷性水肿。

【实验室及其他检查】　血常规：白细胞7.1×10^9/L；血气分析：PaO_2 66mmHg，$PaCO_2$ 38mmHg；SaO_2 93%；NT-proBNP：8188ng/L；血尿素氮12.79mmol/L，肌酐137.6μmol/L，K^+ 4.20mmol/L，Na^+ 136mmol/L，Cl^- 102mmol/L；心电图：窦性心动过速，心率106次/分；超声心动图：全心扩大，左房内径47mm，左室收缩、舒张内径分别为74mm、85mm，EF30%。

【医疗诊断】　扩张型心肌病，心功能Ⅳ级。

问题 1

根据患者的临床表现判断该患者是左心衰竭、右心衰竭还是全心衰竭？主要依据是什么？患者目前的心功能状态如何？

该患者是全心衰竭。存在左心衰的主要依据有：患者胸闷气喘，夜间不能平卧，两肺中下野可闻及湿性啰音；存在右心衰的主要依据：患者胃纳差，腹胀，颈静脉怒张，肝－颈静脉反流征阳性，肝大，双下肢水肿。

患者目前在休息状态下就有明显的症状，根据 NYHA 心功能分级应属于心功能Ⅳ级；患者超声心电图示全心扩大、EF30%，说明已存在心脏结构及功能异常，同时患者既往多次发生心衰，目前又再次发作，但每次发病后通过用药病情能得到控制，未提及 1 年内需要反复住院或出院时病情仍不能完全缓解的情况，应属于心衰 C 期。

 知识连接

心功能分级（NYHA，1928）

心功能分级	特　点
Ⅰ级	病人患有心脏病，但日常活动量不受限制，一般活动不引起疲乏、心悸、呼吸困难或心绞痛
Ⅱ级	体力活动轻度受限。休息时无自觉症状，但平时一般活动可出现上述症状，休息后很快缓解
Ⅲ级	体力活动明显受限。休息时无症状，低于平时一般活动量时即可引起上述症状，休息较长时间后症状方可缓解
Ⅳ级	不能从事任何体力活动。休息时亦有心衰的症状，体力活动后加重

心力衰竭分期（ACC/AHA，2001）

心衰分期	特　点
A 期	无器质性心脏病或心衰症状，但有发生心衰的高危因素如高血压、心绞痛等
B 期	已有器质性心脏病变，如左室肥厚、左室射血分数降低，但无心衰症状
C 期	有器质性心脏病且目前或既往有心衰症状
D 期	需要特殊干预治疗的难治性心力衰竭。尽管采用强化药物治疗，但静息状态时病人仍有明显心衰症状，常反复住院或没有特殊干预治疗不能安全出院

问题 2

该患者入院后主要护理处置有哪些？如何给予氧疗？目前病情观察的要点是什么？

患者全心扩大，EF30%，NT-proBNP 显著升高，心功能Ⅳ级，病情严重。主要护理处置应包括：热情接待患者，做好入院介绍，Ⅰ级护理，低盐饮食，协助半卧位，检查全身皮肤有无压疮，给氧，严密心电监护等。

患者口唇轻度发绀，SaO_2 93%，PaO_2 66 mmHg，$PaCO_2$ 38 mmHg，无 COPD 病史，可给予鼻导管给氧，逐步加大氧流量，同时观察在加大氧流量的同时 SaO_2 是否升高，采用 SaO_2 达最大值时的氧流量。但应注意，如果患者合并有 COPD 病史则只能给予持续低流量给氧；若患者 PaO_2 进一步降低或 $PaCO_2$ 升高，必要时应请呼吸科会诊决定给氧方式和流量。

目前病情观察要点：①监测生命体征、心率、SaO_2，观察有无心律失常。②观察体重变化，记录出入量。③评估患者胸闷气喘是否缓解，夜间能否平卧，食欲有无改善，腹胀是否减轻，水肿消退情况。④观察末梢循环状况，如肢体温度、潮湿程度。⑤观察皮肤是否完好，尤其是骶尾部、会阴部、脚踝等部位。⑥患者使用利尿剂易导致电解质紊乱，肝瘀血肿大可导致转氨酶升高，肾瘀血及血流量减少可导致肾功能异常甚至肾衰竭，应定期复查电解质、肝肾功能等。⑦此外，复查血气分析可反映缺氧改善情况并调整给氧方式，复查 NT-proBNP 可协助判断治疗效果。

【诊治与护理经过】 入院后医嘱予呋塞米 40 mg，qd；螺内酯 20 mg，qd；科素亚 50 mg，qd；氨氯地平 5 mg，qd；拜阿司匹林 0.1 g，qn；美托洛尔缓释片 118.75 mg，qd；多巴胺 4 μg/（kg·min）静脉泵入。予患者上述药物治疗 2 天后疗效不明显，尿量约 1000 ~ 1200 ml，体重无明显减轻，医嘱加用托拉塞米（泽通）40 mg 静脉推注，qd，第 3 日尿量达 4200 ml。

问题 3

此时护士应重点关注哪些不良反应？如何早期识别和预防？

护士应特别关注有无电解质紊乱，尤其是低钾血症的表现。患者入院时血钾在正常范围，但现在加用了排钾利尿剂托拉塞米，尿量明显增多，达 4200 ml，而患者进食量不多，未给予补钾的药物，易发生低钾血症。护士应询问患者是否有四肢软弱无力、食欲下降、腹胀加重等，告诉患者出现这类症状时及时告诉医护人员；查体注意有无腱反射迟钝、肠鸣音减弱，或心电图出现 U 波增高、心律失常等。以上迹象均提示可能发生了低钾血症，予急诊抽血化验可以明确诊断。在运用排钾利尿剂过程中，应指导患者适当增加含钾丰富的食物，如柑橘类、香蕉、果汁等，若由于食欲下降导致进食过少，可口服药物补钾或适量静脉补钾，以预防低钾血症的发生。

经过治疗和护理，患者 1 周后呼吸困难缓解，夜间能平卧入睡，食欲改善，腹胀减轻，双下肢水肿也消退，准备出院。

问题 4

为指导患者出院后运动锻炼，拟行 6 分钟步行试验，该试验的目的是什么？应如何进行？

6 分钟步行试验是评估患者运动耐力的重要手段，也可用于心衰的治疗效果评价，安全、简便、易行、可重复性好。一般选择在病区走廊进行，走廊长度应在 30 米以上为好，在两端放好标识牌或座椅，中间每隔 1~2 米画好刻度。实验前测量血压、脉搏、呼吸、脉氧，有条件者戴好指脉氧监测仪（利于运动过程中监测心率及氧饱和度），告知患者试验的目的、方法和注意事项，可让患者试着走 1 次，以便熟悉环境和行走方法，指导患者尽可能快地行走，若出现呼吸困难、胸痛、心悸、头晕等症状立即告诉护士，或观察到病人面色苍白、冷汗、脉率增加 20 次 / 分以上、脉氧下降等应立即停止活动。

知识连接：6 分钟步行试验

美国较早进行这项试验的专家将患者步行的距离划为 4 个等级，级别越低心功能越差。

步行距离（m）	分级
<300	Ⅰ
300~375	Ⅱ
375~450	Ⅲ
>450	Ⅳ

【6 分钟步行试验的适应证与禁忌证】

适应证：①病情稳定的慢性心衰患者心功能的评价；②心肌缺血患者运动耐量的评价；③慢性肺部疾患患者肺功能的评价。

绝对禁忌证：1 个月内发生过不稳定型心绞痛或急性心肌梗死。

相对禁忌证：①静息心率 >120 次 / 分或 <50 次 / 分；②收缩压 >180 mmHg，舒张压 >100 mmHg；③恶性室性心律失常；④年老体弱、极度肥胖；⑤严重瓣膜病；⑥有关节、精神、神经疾病。

问题 5

如何指导患者出院后做好自我管理？

①限制液体摄入量 <1500 ~ 2000 ml / d。②每日测量体重、血压，自我观察尿量及症状、体征。③掌握自我调整基本药物治疗的方法：出现心衰加重征兆，尤其是水肿再现或加重、体重明显增加 2 ~ 3 kg 时，利尿剂应加量；清晨起床前静息心率应在 55 ~ 60 次 / 分，若 ≥ 65 次 / 分，可适当增加 β 受体阻滞剂的剂量；血压较前明显降低或 ≤ 120/70 mmHg，则各种药物（血管紧张素转换酶抑制剂 / 血管紧张素 II 受体拮抗剂、β 受体阻滞剂、利尿剂）均不宜再加量。④自觉避免诱因，如过度劳累和运动量过大、情绪激动、精神紧张、感染、饮食不当如食物偏咸、擅自停药等。⑤知道就诊指征并执行：心衰症状加重、持续性血压降低或增高、心动过速（>100 次 / 分）或过缓（<55 次 / 分）、心律由规则变为不规则等。

评析与总结

心力衰竭是一种临床综合征，各种心血管疾病均可引起。在护理过程中护士可根据患者的症状和体征判断其心衰部位和心功能分级，给予相应的护理；患者症状缓解后可根据 6 分钟步行试验判断患者活动耐力，指导患者适当的运动锻炼；使用利尿剂过程中应注意观察和预防电解质紊乱。心力衰竭患者需要终身药物治疗，提高对治疗的依从性，自觉避免感染、劳累、剧烈运动、情绪激动等诱发因素，做好自我管理，以减少心衰发作，提高生活质量，改善预后。患者 1 年内反复住院、出现频发室早或室速等严重心律失常、EF < 35% 等均提示危险程度高、预后不良。对于难治性终末期心衰患者，近年来心衰防治指南均提出应做好姑息照护。

案例二　病态窦房结综合征

【**一般资料**】　患者，女性，68 岁，大学文化，退休建筑工程师。

【**主诉**】　反复心慌、胸闷 5 年，加重伴晕厥 1 次。

【**病史**】　患者近 5 年时感心慌、胸闷，偶有体位变化时眼前发黑，无恶心、呕吐，无晕厥，平时常感疲乏，未重视。1 个月前无明显诱因晕厥 1 次，意识丧失约 5 秒，未跌倒受伤，无大小便失禁，至外院行动态心电图检查见窦性心动过缓，窦性停搏 185 次，最长 R–R 间期 5.2 秒，发生于夜间。本次入院拟行起搏器植入术。既往于 13 年前因子宫肌瘤行子宫全切除术。平时日常生活能自理，食欲正常，二便正常。患者与丈夫同住，育有一女，家庭和睦。有医保。

【**护理体检**】　T 37℃，P 52 次 / 分，R 16 次 / 分，BP 110 / 70 mmHg，身高 1.62 m，体重 60 kg。精神可，发育正常，营养中等，步入病房，全身皮肤黏膜无黄染，无皮疹。头颅无畸形，双侧瞳孔等大等圆，对光反射灵敏，双肺呼吸音清，心前区无异常隆起，未触及震颤，心率 52 次 / 分，律不齐，各瓣膜区未闻及杂音。腹软，无压痛及反跳痛，肝脾肋下未及，移动性浊音阴性，肠鸣音正常。双下肢无水肿。

【**实验室及其他检查**】胸部 X 线检查：心肺未见异常；心电图：窦性心动过缓，Ⅰ度房室传导阻滞，心率 54 次 / 分，律不齐。

【**医疗诊断**】　病态窦房结综合征。

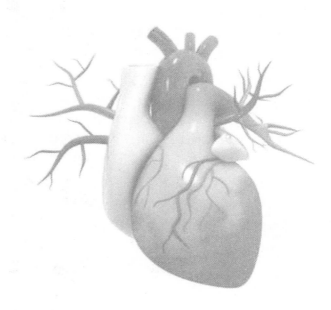

患者入院后诉未带日常生活用品，家就在医院附近，要求请假回家。针对患者情况，应如何指导和护理？

患者为老年女性，有心慌、胸闷症状，体位改变时偶有眼前发黑，1 个月前无明显诱因晕厥 1 次，动态心电图示窦性停搏 185 次，最长 R–R 间期 5.2 秒，患者随时可能再次发生晕厥，存在跌倒受伤的危险，不应单独离院外出。应告诉患者该病的特点及潜在危险，指导患者先卧床休息。同时与患者老伴和（或）女儿取得联系，说明患者病情的严重性，嘱其为患者带来日常生活用品，以解决患者后顾之忧。给予心电监护和生活照顾，做好安装临时起搏器的相关准备。

【诊治与护理经过】 与患者及家属完善沟通、签字后，经右股静脉行临时起搏器安置术，手术顺利，术毕返回病房，给予心电监护。

问题 2

临时起搏术后应如何观察与护理？

患者是经右股静脉安置的临时起搏器。术后观察与护理：①将患者平移至病床上，取平卧位，检查伤口有无渗血，观察静脉输液有无肿胀渗出，妥善固定临时起搏器，避免压迫引起不适。②遵医嘱使用抗生素以预防感染。③了解起搏模式、频率等参数设置，继续给予心电监护，严密观察心电变化，判断起搏与感知功能是否正常。④指导患者穿刺侧肢体制动，避免屈曲，可以平卧和左侧卧位交替，做好基础生活护理。

问题 3

心电监护的注意事项有哪些？

①贴电极片前注意清洁皮肤，必要时用乙醇棉球去除油脂，待干后再贴电极片。②该患者待检查完善后可能需安装埋藏式起搏器，贴电极片的位置应避开手术侧上胸部，因为皮肤过敏或清理电极片污迹时均可能导致皮肤损伤，影响医生手术。③根据患者病情个体化设置报警参数，与医生沟通，使病情变化能得到有效处理。④每 1~2 天更换电极片 1 次或电极片松动时随时更换，观察有无皮肤发红、瘙痒、起水泡等过敏反应，必要时使用抗过敏电极片。⑤密切观察心率、心律、心电图变化，判断起搏与感知功能是否正常。

患者血常规、肝肾功能、出凝血功能、肿瘤标志物等各项常规检查均在正常范围，入院后第3日植入埋藏式起搏器，术后4小时诉伤口疼痛，腰酸背痛，检查局部未发现明显异常，汇报医生后暂未予特殊处理，6小时后去除沙袋。术后第1日患者仍诉左侧胸部胀痛，检查局部伤口及周围均无瘀斑、渗血或血肿，但左侧胸部胀满，皮肤张力明显高于右侧，汇报手术医生，至导管室重新打开伤口，发现深部一细小动脉渗血，予结扎、清创、缝合等处理后好转。现术后第6天，伤口愈合良好，准备出院。责任护士为患者行出院指导时发现患者对于出院后的伤口保护、活动、生活习惯、脉搏测量、用药、随访等均已掌握，但对于哪些仪器设施可能会影响起搏器功能不太清楚。

问题 4

针对该患者应进行哪些指导？

医疗设备及日常生活中的电器与设施有的对起搏器有影响，有的没有影响，患者不容易完全掌握，应提供详细的书面说明材料，便于患者查询。若患者到医院做检查或治疗，应告知医生自己装有起搏器。日常生活中若接触某种电器或到达某个场所后产生不适，请尽量避免使用该电器或不再靠近该场所。

医疗设备

没有影响	有影响，但可采取保护措施	有影响，应避免
超声波诊断	电针治疗仪	磁共振（MRI）
核医学检查	体外震荡碎石机	电刀
肺灌注/通气扫描	电休克治疗	电烙器
胸部、牙齿X线检查	超声洗牙机（去牙石）	短波/微波透热治疗
CT	电灼	高/低频治疗仪
心电图	心脏复律	热透治疗
荧光透视	放射治疗	经皮电神经刺激（TENS）

家庭生活或日常工作中常见的设备

没有影响		靠近时有影响	严重影响，不可靠近
电视机	助听器	手机	高压设备
收音机	传真机	大功率对讲机	大型电动机

没有影响		靠近时有影响	严重影响,不可靠近
吸尘器	复印机	电焊机	发电机
电熨斗	音响	金属探测仪	雷达
洗衣机	耳机	手持电钻机	广播天线
微波炉	电脑	扬声器	有强磁场的设备
电烤箱	冰箱	电动剃须刀	
电热毯	电炉	震动按摩器	
汽车	按摩椅	电吹风	
录像机	摩托车	无线遥控设备	
计算机	搅拌机	玩具发射器	

🔘 知识连接

起搏器的类型有多种,包括 VVI 型(心室按需型)起搏器、AAI 型(心房按需型)起搏器、双腔(DDD)起搏器、频率自适应(R)起搏器、ICD(植入型心律转除颤器)和心脏再同步治疗起搏器(CRT)以及可提供除颤及心脏再同步治疗的起搏器 CRTD(CRT + ICD)。目前临时起搏的模式多采用 VVI 型起搏器。临时起搏器放置时间不能太久,最好在 1 周内,一般不能超过 1 个月,以免发生感染。

评析与总结

心源性晕厥是缓慢性心律失常如窦性停搏、二度 II 型或三度房室传导阻滞常见而严重的症状,其他如室性心动过速、主动脉瓣狭窄、梗阻性肥厚型心肌病等亦可引起晕厥发作。晕厥发作时伴有意识丧失,若无意识丧失则不是真性晕厥。其特点是发作性、一过性,发作时可能导致跌倒受伤,发作间歇期如同正常人,很多患者意识不到其严重性,所以做好安全指导尤为重要。安置临时起搏器期间应注重对起搏和感知功能的观察,护士应掌握起搏心电图的特点,学会识别起搏、感知功能障碍,及时报告医生处理。经股静脉安置临时起搏器者应卧床休息,穿刺侧肢体避免屈曲,防止起搏导管脱位。埋藏式起搏器植入术后砂袋压迫 6 小时,8 小时后即可取半卧位或下床,但应避免术侧肢体过度活动。术后常见并发症包括伤口渗血、血肿等,应严密观察。起搏器患者出院后自我管理和随访很重要,应做好详细的出院指导。

案例三　阵发性室上性心动过速

【一般资料】　患者，女性，20岁，大学文化，学生。

【主诉】　发作性心悸7年余，加重半年。

【病史】　患者7年前起无明显诱因下发作心悸，突发突止，无头晕、黑矇，每年发作数次，持续数分钟至半小时不等，每次发作均能自行好转或深呼吸后屏气能好转，未予重视。近半年来发作频繁，伴胸闷、头晕，发作时心电图示：阵发性室上性心动过速，不能自行转复，至医院静脉推注"普罗帕酮"方可终止，至我院进一步诊治。患者既往体健，否认心脏病史和家族病史，无烟酒不良嗜好。由患者父母护送来住院，有学生医保。

【护理体检】　T 36.5℃，P 76次/分，R 18次/分，BP 120/70 mmHg，身高1.64 m，体重52 kg。发育正常，营养中等，皮肤黏膜未见黄染及出血点。双肺呼吸音清，未闻及明显干湿性啰音。心前区未见异常隆起，心尖搏动位置正常，心率76次/分，律齐，各瓣膜听诊区未闻及病理性杂音。腹软，无明显压痛及反跳痛，肝脾肋下未及，移动性浊音阴性，肠鸣音正常。双下肢无水肿。

【实验室及其他检查】　胸部X线检查：心肺未见异常；心电图：预激综合征。

【医疗诊断】　预激综合征，阵发性室上性心动过速。

【诊治与护理经过】　患者住院后第2天凌晨4时突发心悸，伴胸闷、头晕。

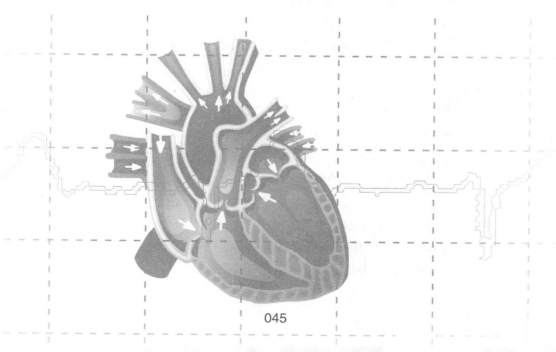

值班护士应如何处理？

　　①值班护士应立即通知医生，同时为患者做心电图检查。②若心电图显示为室上性心动过速发作，可指导患者尝试刺激迷走神经以终止发作，如 Valsalva 动作、诱导恶心、按摩一侧颈动脉窦等。③若仍不能终止，立即开放静脉通道，建立心电监护，遵医嘱缓慢静注普罗帕酮等药物，推注过程中注意观察心率、心律变化。

　　患者发作时心电图显示为室上性心动过速，心室率 176 次 / 分，经静脉推注普罗帕酮 35 mg 后终止。患者超声心动图、血常规、肝肾功能、输血前八项、凝血功能等检查结果均正常，拟行射频消融术。

问题 2

应做好哪些术前护理？

　　①向患者及家属介绍手术的方法和意义、手术安全性和配合注意事项，以解除思想顾虑和精神紧张；②予双侧腹股沟及会阴部备皮，患者术前可沐浴；③检查双侧足背动脉搏动情况并标记、记录，以便于术中、术后对照观察；④指导患者术前禁食 2~4 小时。

　　患者在导管室局部麻醉下穿刺右侧股静脉及左锁骨下静脉，进行电生理标测，经右侧股静脉置入消融导管，射频消融手术成功，拔管，加压包扎后返回病室。患者术后 5 小时诉左侧上胸部穿刺处疼痛、胸闷，不敢活动，说话稍显费力，呼吸稍急促。

问题 3

此时应如何观察与处理？

　　①首先应查看穿刺处有无渗血、血肿，测量血压有无下降，听诊肺部呼吸音有无减弱或消失，以早期发现气胸、穿刺处出血等并发症，同时汇报医生，必要时联系床边摄片以明确诊断。②若患者为气胸，立即抬高床头，高流量给氧，协助医生胸腔穿刺抽气或给予胸腔闭式引流等。③若确定存在锁骨下静脉穿刺处出血或血肿，应协助医生做好加压包扎，严密监测血压变化，必要时做好补液、输血准备。

该患者床边胸部摄片示：左侧气胸，肺压缩 90%。予胸腔闭式引流 4 天后好转出院。

🔘 知识连接

射频消融术是在心内电生理标测定位的基础上，将导管电极置于引起心律失常的病灶或异常传导路径区域内，通过释放射频电流，促使该区域内心肌细胞发生凝固性坏死，以阻断和消除快速型心律失常异常传导路径和起源点，从而达到根治目的。适用于预激综合征、房室折返性心动过速、房室结折返性心动过速患者。近年来，射频消融治疗房扑、房颤、房速、室速等已取得了长足的进步。

评析与总结

预激综合征患者因存在异常的心脏传导纤维，形成折返，导致阵发性室上性心动过速发作，每次发作持续时间不等，有突发突止的特点，有时需使用药物才能终止。若患者无发作时的心电图，住院期间一旦心悸发作，立即描记心电图是非常重要的，可为医生诊断提供重要依据。射频消融术能成功根治绝大部分阵发性室上性心动过速，虽并发症很少，但术后仍应严密观察，以早期发现穿刺处渗血、血肿、血管迷走反射、气胸等并发症，协助医生处理，以保障患者安全。

案例四 心房颤动

【一般资料】 患者，女性，62岁，已婚，小学文化，农民。

【主诉】 阵发性心悸、胸闷3年，再发1周。

【病史】 患者3年前无明显诱因下出现发作性心悸、胸闷，休息数分钟可自行缓解，发作时无眼前发黑、头晕、四肢无力等症状，未予重视。开始数月发作1次，多于情绪激动和活动时发作，近半年来发作次数明显增多，持续时间延长，在当地医院就诊，心电图示"心房颤动"，予华法林抗凝治疗，此次入院拟行射频消融术。患者有高血压病史5年，平时服用"开搏通、波依定"等药物，血压控制在正常范围。不抽烟、不喝酒。平时日常生活能自理，食欲正常，二便正常。老伴及儿子体健，家庭和睦，经济情况尚可，有农保。

【护理体检】 T 36.5℃，P 82次/分，R 16次/分，BP 130/75 mmHg，身高1.60 m，体重70 kg。发育正常，体型偏胖。胸廓无畸形，双肺呼吸音清，未闻及干湿啰音。心率110次/分，律齐，心界正常，各瓣膜区未闻及病理性杂音。腹软，无压痛，肝脾未触及，双下肢无水肿。

【实验室及其他检查】 心电图：心房颤动，心室率110次/分。

【医疗诊断】 心律失常，阵发性心房颤动。

【诊治与护理经过】 患者于入院当天晚上无明显诱因出现心悸、胸闷，自诉房颤又再次发作，按信号铃呼叫护士。

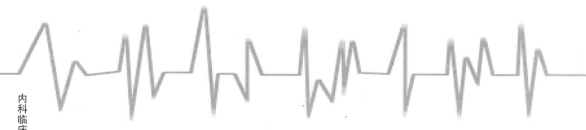

问题 1

值班护士应如何处理？

护士应带上听诊器，进行心脏听诊，测量脉搏，若第一心音强弱不等、心律绝对不齐、脉率低于心率，可初步判断为房颤发作，立即做心电图，汇报医生，遵医嘱做相应处理（如开放静脉通道、心电监护、遵医嘱用药等）。进行必要的心理安慰，让患者放松。

患者查 X 线胸片、超声心动图结果正常，经食管超声心动图未见心房及左心耳内血栓；甲状腺功能、肝肾功能、电解质、血脂等均在正常范围，国际标准化比值（PT–INR）2.3。今日行房颤射频消融术，现术后平车送入病房。

问题 2

责任护士如何接诊患者？

①将患者平移至床上，询问患者有无不适；②观察患者面色、四肢末梢循环状态；③评估静脉输液情况，若静脉使用胺碘酮，遵医嘱用输液泵调节输液速度；④建立心电监护，严密观察心率、心律、血压变化；⑤若患者无恶心、呕吐等胃肠道不适，指导患者进食清淡易消化饮食，避免生冷、易产气的食物；⑥指导患者术侧肢体制动 8 ~ 12 小时；⑦严密观察有无伤口渗血或血肿、栓塞等并发症，尤其警惕有无心脏压塞的发生；⑧给予生活护理，协助患者排尿排便等；⑨做好护理记录。

患者经治疗后好转，心电图示：窦性心律，心率 72 次 / 分，今日出院，医嘱继续服用华法林、胺碘酮、美托洛尔治疗。

问题 3

护士如何对该患者进行出院指导？

与患者进行交流，评估患者已掌握哪些知识，针对掌握不到位的方面进行强调。应掌握的内容包括：①华法林、胺碘酮的用法及疗程；②口服华法林期间应保持富含维生素 K_1 食物摄入量的相对平衡，华法林不能与食物或其他药物同服，应定期监测 INR 等；③口服胺碘酮期间，应定期监测肝功能、甲状腺功能，复查胸片等；④嘱患者 1 个月内避免蹦、跳等剧烈运动，若出现心悸、胸闷等症状随时到医院就诊。

知识连接

2010 年欧洲房颤防治指南将房颤分为 5 类：

（1）初发性房颤：首次发现的房颤；

（2）阵发性房颤：持续时间一般小于 48 小时，可以自行终止，最长持续不超过 7 天；

（3）持续性房颤：持续时间超过 7 天，或不足 7 天但需紧急药物或直流电复律的房颤；

（4）长期持续性房颤：房颤时间持续超过 1 年并拟采取节律转复治疗者；

（5）永久性房颤：房颤时间持续超过 1 年，病人已习惯房颤状态，不准备转复者。

评析与总结

心房颤动是临床常见的心律失常之一，患者可有胸闷、心悸等不适症状，心室率越快往往症状越严重。房颤发作可诱发心力衰竭、栓塞等并发症，应及时诊治。治疗包括：以药物、电转复、射频消融等手段转复为窦性心律；控制心室率；抗凝治疗等。房颤射频消融术前应以华法林抗凝治疗 3～4 周，使 PT-INR 达到 2~3，经食管超声心动图未见心房内血栓方可手术；房颤射频消融术因需穿刺房间隔，术后具有更大的发生心脏压塞的风险，故应严密监测生命体征并做好应对准备。即使手术成功，患者出院后仍需遵医嘱服用华法林、胺碘酮、美托洛尔一段时间，以巩固疗效，做好用药指导和副作用监测很重要。

案例五　心绞痛

【**一般资料**】　患者，女性，62 岁，高中文化，退休干部。

【**主诉**】　反复胸痛、胸闷 3 年余，加重 3 天。

【**病史**】　患者 3 年前劳累后出现心前区疼痛，为压榨样痛，阵发性加重，向双肩及咽喉部放射，无明显呼吸困难，无黑矇晕厥，持续约 3 分钟左右自行缓解，未重视。此后患者胸闷胸痛反复发作，1 月前于门诊行双源 CT 示：冠状动脉粥样硬化，诊断"冠心病"，予"抗心绞痛、抗血小板"等治疗。3 天前患者家务劳动时再次出现胸痛，症状较前加重，伴大汗，自服"消心痛"2 片约 10 分钟后方才缓解，之后又有 2 次类似发作，其中 1 次在夜间睡眠时发作，入院进一步诊治。患者胃纳、睡眠尚可，大小便正常。既往有"糖尿病"病史 4 年余，平时自服"阿卡波糖、格列齐特"，血糖控制情况不详。患者与老伴同住，育有 2 子，家庭和睦，有公费医疗。

【**护理体检**】　T 37℃，P 78 次/分，R 16 次/分，BP 115/70 mmHg，身高 1.59 m，体重 60 kg。发育正常，营养中等，头颅及五官正常。胸廓对称，双肺听诊呼吸音清，未闻及明显干湿性啰音。心前区未见异常隆起，心尖搏动位置正常，心尖部无抬举性搏动，心前区未及震颤。心率 78 次/分，律齐，各瓣膜听诊区未闻及病理性杂音，无心包摩擦音。腹软，无明显压痛及反跳痛，肝脾肋下未及，Murphy 征阴性，移动性浊音阴性，肠鸣音正常。脊柱四肢未见畸形，活动无异常，双下肢无水肿。

【**实验室及其他检查**】　血常规：白细胞 6.2×10^9/L，血小板 252×10^9/L；空腹血糖 8.8 mmol/L，总胆固醇 6.1 mmol/L，甘油三酯 2.2 mmol/L。心电图：窦性心律，心率 78 次/分，部分 T 波改变。双源 CT：冠状动脉粥样硬化，前降支（LAD）管腔狭窄约 70%。

【**医疗诊断**】　冠状动脉粥样硬化性心脏病，心绞痛；糖尿病。

该患者属于稳定型心绞痛还是不稳定型心绞痛？为什么？

　　稳定型心绞痛的特点是：通常为劳力性心绞痛，性质在 1~3 个月内无明显改变，即疼痛发作频率大致相同，诱发因素基本相同，每次发作疼痛的性质和部位无改变，疼痛时间较短，使用硝酸酯类药物后可缓解。除此之外其余类型的心绞痛为不稳定型心绞痛。该患者原有心绞痛病史，在近 1 个月内疼痛发作的频率增加、程度加重、时限延长、诱因发生改变，夜间亦有发作，硝酸酯类药物缓解作用减弱，因此属于不稳定型心绞痛。

　　【诊治与护理经过】　入院后积极完善相关检查，予Ⅰ级护理，低盐低脂糖尿病饮食，抗血小板聚集、调脂、扩张冠脉、降低心肌耗氧、控制血糖等对症支持治疗，监测血糖等处理。

问题 2

患者夜间 4 时诉胸痛，值班护士应如何处理？

　　该患者为不稳定型心绞痛，胸痛发作可能系心肌缺血引起，亦不能排除发生了急性心肌梗死。值班护士应嘱患者卧床休息，立即做床边心电图，同时呼叫医生，给予氧气吸入，心电监护，严密观察血压、脉搏、呼吸、心率、心律变化，并评估患者疼痛的部位、性质、程度、持续时间，观察有无面色苍白、大汗、恶心、呕吐等表现。遵医嘱予硝酸甘油舌下含服或静滴，用输液泵控制滴速。安慰患者，减少紧张不安的情绪。必要时抽血查心肌标记物。无心肌标记物异常或心电图动态演变，可排除急性心肌梗死。

　　患者经桡动脉行冠状动脉造影检查术，在左冠状动脉前降支病变处成功植入支架一枚，术中患者无特殊不适主诉，术毕安返病房，嘱右上肢制动。

知识连接

　　经皮冠状动脉介入治疗（PCI）是用心导管技术疏通狭窄甚至闭塞的冠状动脉管腔，从而改善心肌血流灌注的一组治疗技术，包括经皮冠状动脉腔内成形术（PTCA）、冠状动脉内支架植入术、冠状动脉内旋切术和激光成形术等。其中，PTCA 和支架植入术是目前冠心病治疗的重要手段。

患者术后3天，现一般情况尚可，无胸闷胸痛、呼吸困难、恶心呕吐、发热寒战。右桡动脉处手术伤口外观清洁干燥、无渗血。准许出院。

问题3

如何对该患者进行出院指导？

①遵从糖尿病饮食，宜摄入低热量、低脂、低胆固醇饮食，多食富含膳食纤维的食物，如芹菜、糙米等，避免暴饮暴食，注意保持大便通畅。②出院后若无胸闷、心慌等不适，可循序渐进参加体育锻炼，运动方式应以有氧运动为主，如步行、慢跑、打太极拳等，在能耐受的情况下增加运动时间，达到每周运动5~7次，每次30分钟以上。③指导患者坚持遵医嘱服药（调脂药、抗血小板药及降糖药等），定期监测血糖、肝功能、血脂控制情况等，以评价疗效及药物副作用，定期门诊复查。

⊕ 知识连接

引起胸痛的循环系统疾病包括各种类型的心绞痛、急性心肌梗死、梗阻性肥厚性心肌病、主动脉瓣狭窄和（或）关闭不全、急性纤维蛋白性心包炎、急性主动脉夹层、心血管神经症等。不同病因引起的胸痛临床特征不完全相同：

· 稳定型心绞痛引起的胸痛多呈发作性、压榨样痛，体力活动或情绪激动诱发，休息或含服硝酸甘油可缓解；

· 急性心肌梗死引起的胸痛持续时间较长、程度较重，诱因不明显，硝酸甘油效果差；

· 急性主动脉夹层患者呈撕裂样剧痛或烧灼痛，向后背放射；

· 急性心包炎的胸痛呈锐痛或刺痛，随呼吸或咳嗽而加剧，持续时间较长；

· 心血管神经症患者疼痛部位常不固定，与体力活动无关，多在休息时更明显。

不同病因引起的胸痛处理方式不同，临床上护士应多注意观察和甄别，以利于医生诊断并采取恰当的处理方法。

　　心绞痛可分为稳定型和不稳定型心绞痛两大类，其治疗和护理不完全相同，护士应学会判断心绞痛的类型和严重程度。患者胸痛发作时，护士不可以擅自给予硝酸甘油等药物，而应学会识别急性心梗先兆，评估心电图、心肌标记物改变等，汇报医生，警惕急性心肌梗死的发生，防止贻误病情。患者介入治疗后仍应终身服药，纠正危险因素，以防止粥样硬化斑块病变进展，减少急性心血管事件的发生，改善预后。所以，通过健康教育和随访提高患者治疗依从性尤为重要。

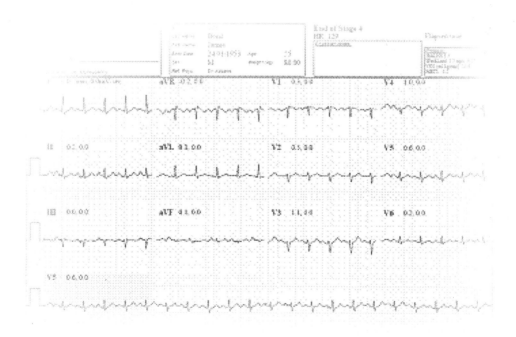

案例六 急性心肌梗死

【一般资料】 患者，男性，73岁，初中文化，退休职工。

【主诉】 发作性胸痛3天。

【病史】患者3天前无明显诱因出现胸骨后疼痛,性质为压榨样痛,无放射痛,伴呕吐2次、出冷汗,至当地医院就诊,诊断为"急性前壁心肌梗死",当时测血压80/55mmHg,予吗啡、硝酸甘油、阿司匹林、多巴胺等药物治疗后,疼痛有所缓解,血压升至100/65mmHg左右,为进一步诊治转入我院。既往有"冠心病"病史十余年,一直服用丹参片;有"2型糖尿病"病史20余年,服用达美康治疗,血糖控制情况不详。吸烟40余年,1包/日,有饮酒史20年,白酒1~2两/日。老伴体健,育有三子,家庭和睦。有城镇职工医保。

【护理体检】T 36.5℃,P 86次/分,R 18次/分,BP105/70mmHg,身高1.72m,体重70kg。神志清楚,精神萎,平车推入病房,发育正常,营养中等,痛苦面容,呼吸平稳,自动体位,查体合作,对答切题。全身皮肤黏膜无黄染,眼睑无水肿,双侧瞳孔等圆等大,口唇无发绀,颈静脉无怒张。两肺呼吸音偏低,未闻及干湿啰音。心前区无隆起,未触及震颤,心率86次/分,各瓣膜听诊区未闻及病理性杂音。腹平软,肝脾肋下未触及,移动性浊音阴性,肠鸣音正常。双下肢无水肿。

【实验室及其他检查】 血常规:血红蛋白128g/L,白细胞$8.6×10^9$/L,中性粒细胞80%;空腹血糖7.2mmol/L,肌钙蛋白T 2.1ng/L;急诊心电图:窦性心律,V_2~V_5导联ST段弓背向上抬高,Q波形成,室性期前收缩。

【医疗诊断】 急性前壁心肌梗死,2型糖尿病。

病房护士应如何接诊急性心肌梗死患者？

急性心肌梗死属于心血管危急症，急性期死亡率高，接诊护士应紧急安排病床，患者最好入住 CCU，立即建立 2 条静脉通道，连接心电监护，备好抢救车、除颤器等急救物品。配合医生急诊抽血化验，遵医嘱给予药物治疗或配合做好急诊介入治疗准备。嘱患者绝对卧床休息，限制探视。鼻导管给氧，流量 2~5L/min。暂时禁食，待停止呕吐、食欲恢复后给予流质饮食。适当安慰患者，减轻紧张恐惧心理。

【诊治与护理经过】 患者绝对卧床休息、Ⅰ级护理、流质饮食、病危、心电监护，完善相关检查，予抗血小板聚集、抗凝、调脂、扩冠、控制血糖等治疗。患者入院后疼痛未再发作，现 3 天未解大便，诉大便困难。

应采取哪些措施协助患者排便？

心肌梗死急性期患者由于不习惯床上排便、禁食、活动量少等原因，很容易出现便秘，用力排便可能会加重病情，应常规给予通便药物预防便秘的发生。该患者已出现便秘，嘱患者勿用力排便，可给予开塞露或低压盐水灌肠。指导患者合理饮食，及时增加富含膳食纤维的食物，适当腹部按摩，给予通便药物，防止再次发生便秘。

患者生命体征平稳，心电监护见偶发室性期前收缩。1 周后经桡动脉行冠脉造影术，在前降支植入支架 1 枚，局部使用桡动脉压迫器加压止血，术后安返病房。

如何做好桡动脉穿刺局部的观察与护理？

经桡动脉路径行冠脉介入治疗因其术后无需严格卧床制动，在临床运用已越来越广泛。术后应严密观察伤口局部有无渗血，手部、上臂有无明显肿胀、麻木、苍白或发绀，检查桡动脉搏动情况，术侧上肢适当抬高，适当活动手指，但应避免腕关节活动。目前国内对于桡动脉压迫器的具体压迫时间、放气时间间隔、放气量等尚无统一标准，一般于术后 4 小时开始，每隔 2 小时放气 1 次，每次 1~2 ml，放气过程应缓慢，边抽气边观察，一旦放气过程中出现出血，应立即再适量充气直至不出血，必要时报告手术医生给予重新包扎。注意压迫时间不可过长，否则可能导致起水疱，甚至出现皮肤溃疡、坏死、神经损伤等并发症。如何做好个体化的桡动脉压迫局部的护理，促进患者舒适，防止并发症，值得进一步研究探讨。

患者术后继续加强抗凝、抗血小板聚集等治疗，现术后第 4 天，恢复良好，准备出院。

问题 4

如何做好冠心病患者的二级预防指导？

冠心病的二级预防是预防再梗死和其他心血管事件的重要措施。具体内容包括 ABCDE 五个方面。

A：抗血小板聚集和抗心绞痛治疗；

B：使用 β 受体阻滞剂，控制血压；

C：控制血脂胆固醇水平，戒烟；

D：控制饮食和治疗糖尿病；

E：有计划的个体化的运动锻炼，做好患者和家属教育，普及冠心病防治知识。

评析与总结

急性心肌梗死是临床上最常见的急危重症，必须急诊收住院，护士在接到急诊电话后就应做好一切紧急应对准备，树立"时间就是心肌"救治理念，熟练掌握急诊溶栓、急诊冠脉介入治疗的配合要领。患者住院期间应严密心电监护，观察病情变化，及时发现并发症。病情平稳后做好健康教育，指导患者养成良好的生活习惯，循序渐进增加活动量，坚持终身药物治疗，以提高活动耐力和生活质量。

案例七　原发性高血压

【**一般资料**】　患者，男性，75 岁，高中文化，退休干部。

【**主诉**】　发现血压升高 20 余年，加重伴头痛、头晕 1 周。

【**病史**】　患者 20 余年前体检时发现血压升高（190 / 110 mmHg），无自觉症状，予"尼群地平"治疗，之后间断服用降压药，未监测血压，血压控制不详。患者 10 年前开始反复出现头晕不适，持续时间数分钟至数十分钟不等，时伴头痛，多次于外院就诊调整用药，血压控制不理想。1 周前患者头晕症状加重，多活动时出现，休息后可稍缓解，但呈逐渐加重趋势，现为求进一步诊疗转来我院。病程中食欲正常，无特殊饮食嗜好，睡眠可，二便正常。既往有"糖尿病"病史 5 年余，自服"拜糖平"1 片，每日 3 次，血糖控制良好。吸烟史 20 年，约 15 支 / 天，已戒 10 年，不饮酒。父母及妹妹有"高血压"病史，父母已逝。患者性格外向，较急躁，平日生活可自理，家庭和睦，育有一子一女，有公费医疗。

【**护理体检**】　T 36.5℃，P 75 次 / 分，R 18 次 / 分，BP 190 / 110 mmHg，身高 1.70 m，体重 68 kg。精神可，发育正常，营养中等，步入病房，全身皮肤黏膜无黄染，头颅无畸形，双侧瞳孔等大等圆，对光反射灵敏，双肺呼吸音清，未闻及干湿啰音。心前区无异常隆起，心率 75 次 / 分，律齐，各瓣膜区未闻及病理性杂音。腹软，无压痛及反跳痛，肝脾肋下未及，移动性浊音阴性，肠鸣音正常，双下肢无水肿。

【**实验室及其他检查**】　心电图：窦性心律；超声心动图：左房内径 40 mm，左室舒张末期内径 52 mm，其余各房室腔大小正常；胸部 X 线检查：双肺纹理略增多，主动脉型心脏，肋膈角锐利。肝肾功能、电解质、血糖、血脂等均在正常范围。

【**医疗诊断**】　原发性高血压，糖尿病。

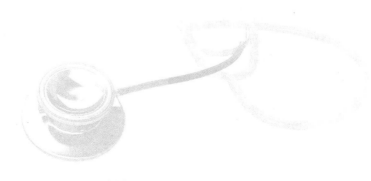

问题 1

该患者高血压的危险程度如何？

　　该患者血压 190/110 mmHg，属于 3 级高血压。患者年龄 75 岁，有家族史、糖尿病史等危险因素，根据 2010 年中国高血压防治指南，属于很高危的患者。

 知识连接

高血压患者心血管风险水平分层（中国高血压防治指南，2010 年）

其他危险因素和病史	血压（mmHg）		
	1 级高血压	2 级高血压	3 级高血压
无	低危	中危	高危
1~2 个其他危险因素	中危	中危	很高危
≥ 3 个其他危险因素，或靶器官损害	高危	高危	很高危
伴临床疾患	很高危	很高危	很高危

　　【诊治与护理经过】 患者经给予氨氯地平、依那普利等药物治疗后血压控制仍不理想。某日与老伴生气后出现面色潮红、大汗、呼吸加速，自诉头痛、胸闷、恶心，呕吐胃内容物约 50 ml，测血压 200/120 mmHg。

问题 2

该患者发生了怎样的病情变化？应给予哪些紧急救护措施？

　　该患者生气后血压突然升高，达 200/120 mmHg，同时伴有神经系统症状，可能发生了高血压急症。应立即安置患者绝对卧床休息，抬高床头；保持呼吸道通畅；给氧；迅速建立静脉通路，遵医嘱应用降压药物，用输液泵控制滴速；建立心电监护，严密监测呼吸、血压、脉氧变化；稳定病人情绪，必要时遵医嘱使用少量镇静剂。

　　患者经控制性降压治疗 2 天后血压稳定在（150~160）/（90~95）mmHg，但今日血压监测发现 16：00 突然有 1 次血压为 180/110 mmHg，当时患者无不适主诉。

护士应如何判断该血压结果？

在运用监护仪的过程中，血压测量结果可能受到很多因素的干扰，遇到监测结果偶有异动的情况时，护士应立即用台式血压计复测血压，看是否与监测仪测量的结果一致。若一致，说明患者再次出现血压升高，应立即报告医生，并做好记录，协助处理。若结果不一致，应查看是否有影响血压测量结果的因素，如患者体位不当、肢体位置不当、患者情绪波动、袖带位置或松紧不当、监护仪出现故障等。

患者经过治疗后血压控制在 140/85 mmHg 左右，准备出院。患者住院期间能做到低盐、低脂、低胆固醇饮食，遵医嘱服药。子女已经为其购买了电子血压计，表示今后要督促患者每日测量血压。

针对该患者，应怎样做好出院指导？

①患者住院期间能做到低盐、低脂、低胆固醇饮食，遵医嘱服药，仍应再次向患者及家属强调药物与非药物治疗的重要性。②患者脾气较急躁，容易生气，应向患者说明情绪不稳定的危害，指导患者放松心情的方法，如深呼吸、适当运动等；同时指导患者老伴及子女多理解、开导患者。③用药指导强调长期遵医嘱按时按量服药的重要性，不能擅自减量或停药，以保持血压相对稳定，告知患者及家属有关降压药物的名称、剂量、用法、作用及不良反应，并提供书面材料，定期门诊随访。④患者既往未进行血压监测，此次新购了血压计，应做好家庭血压测量指导。首先对家属自购的电子血压计进行校验。指导患者及家属血压测量的步骤：患者取坐位，至少安静休息 5 分钟后开始测量；测量时裸露上臂，上臂与心脏处于同一水平；将袖带缚于上臂，袖带下缘在肘弯上 2.5 cm；测压时保持安静，不讲话，不活动肢体。最好能够详细记录每次测量血压的日期、时间及血压数值，随诊时尽可能向医生提供完整的血压记录，为调整用药提供参考。

知识连接

在血压升高的患者中，约 5% 为继发性高血压，即由某种明确的疾病引起的血压升高。以下线索提示继发性高血压的可能：①严重或顽固性高血压；②年轻时发病；③突然发病；④合并周围血管病的高血压。常见疾病包括肾实质病变、嗜铬细胞瘤、原发性醛固酮增多症、肾动脉狭窄等。

高血压的治疗目标水平：普通患者血压降至 140/90 mmHg 以下；老年患者降至 150/90 mmHg 以下；年轻人、糖尿病、脑血管病、慢性肾病患者降至 130/80 mmHg 以下；冠心病或高龄患者舒张压不应低于 60 mmHg。1~2 级高血压争取在 4~12 周内血压逐渐达标，并坚持长期达标，若患者耐受性差或老年人达标时间可适当延长。

评析与总结

原发性高血压属于慢性病，一般发展缓慢，如得到合理正确的治疗，一般预后良好，否则易造成心、脑、肾、眼等重要器官功能损害。高血压患者若为首次就诊，护士应积极协助做好各项检查，以尽早排除继发性高血压。在护理高血压患者过程中，应重视对危险分层的判断，尽量避免突然停药、情绪激动等可能诱发高血压急症的因素，一旦发生高血压急症，应做到准确及时判断和处理，严密监测血压控制效果，若发生血压异常波动的情况，应及时查找、分析原因并排除。该患者高血压病史 20 余年，治疗依从性差，血压控制不理想，做好出院指导和随访尤为重要，同时提倡家庭测量血压，但要教会其正确的测量方法。目前我国高血压发病率高，而知晓率、治疗率、控制率低，如何提高高血压患者的治疗依从性（包括非药物治疗和药物治疗）是广大医护人员值得研究的难题。

案例八 感染性心内膜炎

【一般资料】 患者，男性，48岁，初中文化，农民。

【主诉】 反复发热1月余。

【病史】 患者1月前无明显诱因下出现反复发热，最高体温达到39.2℃，无寒战，伴全身疲乏、咳嗽，无明显咳痰，于当地医院就诊，以"伤风感冒"治疗（具体药物不详），效果不佳，仍反复发热。1周前出现多汗、轻度活动后心悸、气急等症状，拟"感染性心内膜炎，心功能Ⅲ级"转我院进一步诊治。发病以来食欲下降，睡眠尚可，大小便正常。既往有"风湿性心脏瓣膜病"病史，否认高血压、糖尿病病史，无手术、外伤史，否认食物、药物过敏史，无吸烟、饮酒史。与家人同住，育有2女，有农保，家庭经济尚可。

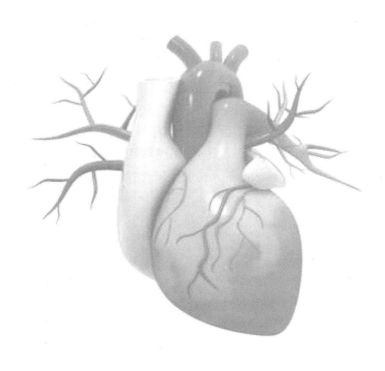

问题 1

该患者护理体检应侧重于哪些方面？为什么？

　　该患者拟诊为感染性心内膜炎。护理体检应侧重于：①测量生命体征、身高和体重，观察精神和营养状态、有无贫血貌。患者体温曲线是反映病情进展和治疗效果的重要依据。该患者病程已有1月余，发病以来食欲下降，加之反复发热，可能导致营养失调。②皮肤有无皮疹、结节和瘀点，结膜有无苍白和出血点。这些表现可能是微血管炎或微血管栓塞所致。③观察有无咽部充血、扁桃体肿大，有助于判断患者是否存在上呼吸道感染。④听诊肺部有无呼吸音增粗和干湿性啰音，有助于判断是否存在肺瘀血或肺部感染。⑤通过心脏体检，尤其是听诊各瓣膜区有无病理性杂音及杂音的变化，有助于判断基础病因或出现新的瓣膜损害。⑥观察有无颈静脉充盈、触诊肝脾有无肿大，叩诊腹部有无移动性浊音、检查有无下肢水肿等体征有助于判断患者是否并发了右心衰竭。

　　【护理体检结果】　T 38.8℃，P 78 次 / 分，R 16 次 / 分，BP 110/70 mmHg，身高 1.75 m，体重 68 kg。神志清楚，发育正常，营养中等，自主体位，皮肤多汗，皮肤黏膜未见皮疹及出血点。睑结膜略苍白、无充血。颈软，无颈静脉怒张，胸廓无畸形，两侧呼吸运动对称，两肺呼吸音稍粗，未及明显干湿性啰音。心前区无隆起，无抬举样心尖搏动，未触及震颤。心率 78 次 / 分，律齐，心尖部可闻及 3/6 级收缩期杂音及舒张期隆隆样杂音。腹平坦，肝脾肋下未及，腹部无压痛、反跳痛，未触及包块，移动性浊音 (−)，肠鸣音无异常。脊柱、四肢无畸形，无杵状指，无下肢水肿。

　　【实验室及其他检查】　血常规：白细胞 11.6×10^9/L，中性粒细胞 80%，Hb 95 g/L；超声心动图：二尖瓣狭窄伴关闭不全，二尖瓣前叶心房面可见直径约 8mm 的疏松赘生物，随瓣膜活动而甩动。

　　【医疗诊断】感染性心内膜炎，心功能Ⅲ级。

　　【诊治与护理经过】　入院后医生开立医嘱；抽血查血培养。

如何正确采集血培养标本?

　　血培养是诊断感染性心内膜炎和指导其治疗、判断疗效的重要手段。①告知患者及家属为提高血培养结果的准确率,需多次采血,且采血量较多,在必要时甚至需停用抗生素,以取得理解和配合。②该患者在外院拟"伤风感冒"治疗,具体药物不详,应在入院当天每间隔 1 小时采血 1 次,共取 3 次血标本,每次采血 10 ~ 20 ml,采血过程中注意无菌操作,同时作需氧和厌氧菌培养,然后再按医嘱开始抗生素治疗。

该患者超声心动图显示二尖瓣前叶心房面可见疏松的赘生物,易造成栓塞,如何进行观察与判断?

　　患者赘生物位于二尖瓣前叶心房面,一旦脱落将随血流进入左心室,可造成体循环动脉栓塞。①若患者突发神志和精神改变、言语不清、吞咽困难、肢体感觉或运动功能障碍、两侧瞳孔大小不对称,甚至出现抽搐、昏迷,应高度警惕脑血管栓塞;②若患者肢体突发剧烈疼痛,局部皮肤温度升高或降低、皮肤颜色苍白、动脉搏动减弱或消失要考虑外周肢体动脉栓塞的可能;③突发剧烈腹痛,查体有急腹症体征,应警惕肠系膜动脉栓塞的可能;④若出现明显腰部酸痛、肾区叩击痛、血尿等,应警惕肾动脉栓塞。出现以上征象,应及时报告医生并协助处理。

　　为患者抽取血培养标本后,行青霉素过敏试验,结果阴性。遵医嘱予青霉素 800 万 U,q8h,静脉滴注;阿米卡星 0.2g,qd,静脉滴注。患者血培养结果提示为链球菌,对青霉素敏感。用药 1 周后患者体温降至正常,自我感觉明显好转,食欲恢复,自诉家里比较忙,要求出院。

问题 4

针对目前情况，应如何为患者做好健康指导？

告知患者抗生素是治疗本病的关键，病原菌隐藏在赘生物和内皮下，需坚持大剂量和 6～8 周长疗程的抗生素治疗才能彻底杀灭。目前患者才坚持使用抗生素 1 周，体温降至正常，说明治疗是有效的，但仍应严格按时按量用药，以确保维持有效的血药浓度。若现在停药，很容易出现病情反复，体温再度升高，反而会拖延疗程。此外，患者既往有风湿性心脏瓣膜病史，此次发热拖延 1 月余才得到正规治疗，而且已出现心衰症状，说明患者健康意识淡薄，此次待感染性心内膜炎控制后应请外科会诊，若有手术适应证，建议尽早手术，以提高生活质量。同时，与患者妻子及两个女儿做好沟通，鼓励其协助做好患者思想工作，解决患者的后顾之忧。

该患者经正规治疗 6 周后，请胸外科会诊，转至胸外科拟行二尖瓣换瓣术。

🔧 知识连接

根据病程，感染性心内膜炎可分为急性和亚急性。亚急性者多隐匿起病，常发生于心瓣膜病或先天性心脏病患者；急性者以急性或暴发性起病为多，患者可原无心脏病。根据 2009 年欧洲心脏病学会关于感染性心内膜炎分类标准，将其分为 4 类，即左心自体瓣膜感染性心内膜炎、左心人工瓣膜心内膜炎、右心感染性心内膜炎、器械相关性心内膜炎。血培养阳性及超声心动图发现赘生物对本病诊断有重要价值。

评析与总结

感染性心内膜炎是指病原微生物经血流侵犯心内膜或大血管内膜所引起的一种感染性炎症。以心瓣膜受累最为常见，局部赘生物形成是其特征之一。该患者有风湿性心脏瓣膜病史，是感染性心内膜炎的高发人群。早期诊断，早期、大剂量、长疗程的抗生素治疗对本病尤为关键，一般根据药物敏感试验选择抗生素。多数患者对于反复多次抽血培养、体温降至正常后仍要坚持用抗生素不理解，医护人员应向患者及家属讲解该病的特征和诊治的原则，以取得理解和配合。该患者超声心动图显示瓣膜上有疏松的、活动的大赘生物，很容易发生栓塞并发症，应卧床休息、减少活动，同时严密观察有无栓塞征象。患者治疗成功后还应请外科会诊，有适应证者鼓励患者尽早手术，以提高生活质量。

第三章
消化系统疾病

案例一　消化性溃疡

【一般资料】　患者，男性，51岁，高中文化，经商。

【主诉】　反复中上腹疼痛5年，加重2周。

【病史】　患者5年前出现中上腹灼痛，疼痛一般发生在餐后3~4小时，进食或休息后缓解，每次持续1周左右，秋末至春初期间发作较频繁，约2周左右发作1次，未予重视。近2周疼痛加重，常半夜痛醒而就诊。平时喜食辛辣刺激性食物，睡眠一般，大小便正常。既往无冠心病、高血压、糖尿病病史。吸烟10年，20支/日，饮酒20年，2~3两/天。平时经商，压力较大，饮食无规律，有2个儿子，对患者很关心。有医保，家庭经济情况较好。

【护理体检】　T 36.3℃，P 92次/分，R 18次/分，BP 125/80 mmHg，身高1.70 m，体重62 kg。全身皮肤黏膜未见明显黄染，无肝掌及蜘蛛痣；腹软，中上腹有轻压痛，无反跳痛，Murphy征阴性；肠鸣音5次/分。

【实验室及其他检查】　血常规：白细胞计数6.2×10^9/L，中性粒细胞81.2%。粪便隐血试验阴性。^{13}C尿素呼气试验：幽门螺杆菌（Hp）阳性。肝胆胰B超未见明显异常。

【医疗诊断】　十二指肠溃疡。

问题 1

该患者符合十二指肠溃疡的表现有哪些？确诊还需做什么检查？

消化性溃疡具有"慢性、周期性、节律性"的临床特征。从该患者的病史看，①患者疼痛已有 5 年，病史呈慢性病程；②患者 5 年前出现中上腹灼痛，秋末至春初期间发作较频繁，约 2 周左右发作 1 次，每次持续 1 周左右，符合周期性发作的特征；③疼痛常发生于餐后 3~4 小时，进食或休息后缓解，近 2 周疼痛加重，常半夜痛醒，这种"空腹痛和夜间痛"以及"疼痛-进食-缓解"的节律性提示十二指肠溃疡的可能性大。此外，患者有吸烟史 10 年、饮酒史 20 年，幽门螺杆菌（Hp）阳性，这些都是消化性溃疡的病因，尤其 Hp 阳性是消化性溃疡的主要病因。确诊还需做内镜和 X 线钡餐检查，尤其是内镜检查可作出肉眼和病理诊断，是确诊消化性溃疡的主要方法。

问题 2

为什么十二指肠溃疡是空腹痛、夜间痛，进食后缓解，而胃溃疡疼痛是餐后痛？

因为两者的发病机制不同：①十二指肠溃疡的发病机制主要是胃酸分泌增加，夜间迷走神经兴奋，增加了胃酸的分泌，高酸刺激溃疡面从而引起疼痛；进食后食物稀释和缓冲了胃酸，从而减少了胃酸对溃疡面的刺激，因而疼痛减轻。②胃溃疡的发病机制侧重于保护因素的削弱，胃酸分泌并不高，进食后由于胃由移行性运动复合波时相变为持续性不规则的高振幅相位收缩，胃的蠕动功能加强，使胃内的溃疡面受到牵拉，和食物摩擦而致疼痛加重，故而表现为餐后痛。

【诊治与护理经过】 入院后予胃镜检查示"十二指肠球部溃疡"。医嘱予奥美拉唑 20 mg、君尔清（阿莫西林克拉维酸钾分散片）1.0 g、克拉霉素 0.5 g，每日 2 次口服，疗程为 7 天。另加用洁唯乐（磷酸铝凝胶）1 袋，每日 3 次口服。

该治疗方案的目的是什么？如何做好患者的用药指导？

消化性溃疡药物治疗的目的是缓解症状、促进溃疡愈合、预防并发症、预防溃疡复发，治疗用药包括降低胃酸、保护胃黏膜和根除 Hp 三个方面。抗 Hp 治疗临床上最多用的一线治疗方案是：质子泵抑制剂（埃索美拉唑 / 兰索拉唑 / 雷贝拉唑 / 奥美拉唑）+ 阿莫西林 1.0 g + 克拉霉素 0.5 g 口服，每日 2 次，共 7 天。此种质子泵抑制剂与两种适当抗菌药物合用的三联疗法是目前根除幽门螺杆菌的首选治疗方法，该患者选用的就是这种方法。

用药过程中要指导患者注意观察药物的疗效和不良反应：①奥美拉唑为质子泵抑制剂，需在餐前半小时空腹服用，可能会引起头痛、头晕、荨麻疹、瘙痒等不良反应，一般症状较轻，可自动消失，不需特殊处理，服药期间避免高空作业、开车等活动。②洁唯乐为保护胃黏膜药物，会引起便秘，是凝胶制剂，服用前要将药物充分摇匀，喝足量的水，防止便秘的发生。③君尔清是青霉素类药物，要注意有无青霉素过敏史。④根除 Hp 治疗药物需连续服用 7 天，不能漏服，以免 Hp 产生耐药性。

经过治疗和护理，患者 5 天后疼痛完全缓解，准备带药出院。

问题 4

该患者经 ^{13}C 呼气试验检查提示幽门螺杆菌（Hp）阳性，Hp 的检测方法还有哪些？患者抗 Hp 治疗后多长时间需进行复查？复查前需注意什么？

①幽门螺杆菌的检测方法主要有两大类：侵入性检查和非侵入性检查。侵入性检查如快速尿素酶测定、组织学检查和幽门螺杆菌培养等；非侵入性检查如 ^{13}C 或 ^{14}C 尿素呼气试验、粪便抗原检测及血清幽门螺杆菌抗体检测。其中 ^{13}C 尿素呼气试验因其非侵入性、操作方便，且阳性率高，而最为临床常用。②告诉患者抗 Hp 治疗后，确定 Hp 是否根除的试验应在治疗完成后至少 4 周时进行。③一般选用 ^{13}C 尿素呼气试验进行复查，复查前 1 周需停止使用抗酸药物（奥美拉唑），防止检测中出现假阴性。

问题 5

如何做好该患者的出院指导？

①生活要有规律，症状较重时可卧床休息，无症状或症状较轻时可适当工作或活动。②工作宜劳逸结合，避免过度劳累和精神紧张。③进餐要定时、有规律，避免生、冷、硬、粗纤维多的蔬菜、水果及辣椒、酸醋、浓茶、咖啡等辛辣刺激性及过咸食物，牛乳和豆浆虽能一时稀释胃酸，但其所含钙和蛋白质能刺激胃酸分泌，故不宜多饮；饮食不宜过饱，以免胃窦部过度扩张而增加促胃液素的分泌。④疼痛前或疼痛时进食碱性食物，如苏打饼干等，可中和胃酸、减轻疼痛。⑤督促患者戒烟酒，让家属一起参与制定切实可行的戒烟酒计划。⑥按时按疗程用药，定期门诊随访。

🌐 知识连接

消化性溃疡是临床常见病和多发病，近十多年来的研究充分证明幽门螺杆菌感染是消化性溃疡的主要病因。抗 Hp 治疗对 Hp 阳性的消化性溃疡，无论初发或复发，有无并发症均应根除 Hp，这是促进溃疡愈合和防止复发的基本措施。目前对于广大患者，特别是在发达城市、中心地区以及对 Hp 常用抗生素耐药的地方，推荐含铋剂的四联疗法作为首次治疗以提高 Hp 根除率，防止继发耐药；而对于广大农村、边远地区以及社区基层 Hp 耐药较低的人群，则仍可采用以 PPI 三联或铋三联为主的传统三联疗法。各方案均为每天 2 次，疗程 10 天、最长 14 天。PPI 早晚餐前服，而抗生素餐后服用。

评析与总结

Hp 感染虽然是消化性溃疡的主要病因，但吸烟、饮酒、生活不规律、饮食不当、精神紧张、焦虑、过度劳累等对消化性溃疡的发生有不同程度的影响。在护理过程中护士要做好患者的健康指导，加强患者的心理护理，减轻其焦虑、精神紧张等负性情绪，做好患者的活动和饮食指导，鼓励家属及患者共同参与，形成良好的生活习惯，提高治疗依从性；以帮助患者早日消除病因、解除症状、促进溃疡愈合，防止溃疡复发和避免并发症发生。

案例二　消化性溃疡伴消化道出血

【一般资料】　患者，男性，64岁，小学文化，农民。

【主诉】　呕血、黑便4小时。

【病史】　患者4小时前呕血约400 ml，解黑便约400 g，伴头晕、心慌、冷汗，无黑矇、晕厥，家属送至我院急诊。查血常规示：血红蛋白110 g/L，白细胞 3×10^9/L，中性粒细胞75%，血小板 12×10^{12}/L，凝血功能基本正常，为进一步治疗收住我科。患者出血前1周由于农忙劳累，饮食没有规律而自感上腹部隐痛不适，1年前有过类似发病，胃镜诊断为胃溃疡伴出血，经过质子泵抑制剂抑制胃酸分泌及营养对症支持治疗很快好转出院，出院后未进行规律抗溃疡治疗。近期患者一般情况可，无反酸嗳气，食纳欠佳，睡眠一般，体重无明显变化。患者有高血压病史5年，自服压氏达，血压控制在140/80 mmHg左右，有脑梗病史4年余，近期一直服用尼麦角林片和阿司匹林肠溶片，有骨质增生病史7年余，无糖尿病、冠心病等其他慢性病史，否认肝炎、结核、伤寒等传染病史，否认重大外伤史，无输血史，无食物、药物过敏史，无家族性遗传病史。饮酒史40余年，每天白酒200 ml，无吸烟嗜好。适龄婚配，配偶及子女均体健，家庭关系和睦。

【护理体检】　T 36.4 ℃，P 95次/分，R 18次/分，BP 95/60 mmHg，身高1.72 m，体重55 kg。患者神志清，精神萎靡，消瘦，平车入病房，查体合作。巩膜无黄染，结膜苍白，双侧瞳孔等大等圆，对光反射灵敏。心肺阴性。腹部平软，未见肠型及蠕动波，未见腹壁静脉曲张，无压痛和反跳痛，肝脾肋下未及，Murphy征阴性，移动性浊音阴性，肠鸣音8次/分。双下肢未及浮肿，未见静脉曲张。四肢肌张力正常。

【实验室及其他检查】　血常规：血红蛋白110 g/L，白细胞 3×10^9/L，中性粒细胞75%，血小板 12×10^{12}/L，凝血功能基本正常。

【医疗诊断】　上消化道出血。

问题 1

上消化道出血最常见的病因有哪些？如何对病因进行评估？该患者的诊断依据有哪些？

①上消化道出血最常见的病因有消化性溃疡、急性胃黏膜病变、食管胃底静脉曲张破裂出血、消化道肿瘤等。②病因评估：消化性溃疡表现为节律性上腹部疼痛、不规律的饮食习惯及呕血、黑便等临床表现；急性胃黏膜病变可有上腹部疼痛、呕血、黑便等临床表现，常有非甾体类抗炎药服用史；食管胃底静脉曲张破裂出血患者多有肝硬化病史，呕血、黑便且出血量较大；消化道肿瘤可有腹痛、呕血、黑便及伴有消瘦等临床表现。内镜及病理检查有助于明确诊断。③该患者 4 小时前呕血约 400 ml，解黑便约 400 g，伴头晕，至我院急诊就诊，查血常规示血红蛋白 110 g/L，符合上消化道出血的表现；患者既往有溃疡病史，出血前 1 周由于农忙比较劳累，饮食没有规律，有饮酒史 40 余年，每天白酒 200 ml，近期一直服用"尼麦角林片"和"阿司匹林肠溶片"，故消化性溃疡引起的出血可能性大。

问题 2

为什么出血后消化性溃疡患者疼痛的节律性会有所改变？

消化性溃疡出现并发症前，上腹疼痛的节律性消失，疼痛呈持续性，且程度加重，可能是溃疡向胃壁深处发展，并强烈刺激痛觉神经，波及血管壁。发生出血后，疼痛反而消失，可能与血液将酸中和，以及壁龛中的血液将痛觉神经覆盖而避免了酸刺激有关。

【诊治与护理经过】　入院后急诊胃镜示"胃体黏膜充血，大弯侧见一大小约 2.5 cm×0.8 cm 溃疡，基底覆有白苔，周围黏膜高度充血、水肿；距门齿 28 cm 以下见多条纵形充血、糜烂"，幽门螺杆菌（+）。治疗予 8% 去甲生理盐水 20 ml 口服，q2h；立止血 1 支静推，bid；耐信 40 mg，静滴，bid。护理上予以禁食，Ⅰ级护理。入院第 2 天解柏油样大便 2 次，量约 400 g，无呕血、心慌、冷汗、腹痛，肠鸣音 3 次/分，查 BP 110/70 mmHg，P 78 次/分，予以 PPI 为主的抗 Hp 治疗。

问题3

该患者首选的护理问题是什么? 是否存在"体液不足"的护理诊断?

  该患者首选的护理问题是"潜在并发症: 出血"。护士需独立判断何为护理诊断, 何为合作性问题。它们的区别在于: 对护理诊断而言, 护士要明确处理的方法并对其预期结果负责; 对合作性问题来说, 护士需监测病情以便及早地发现并发症是否发生或其程度, 运用护嘱性及医嘱性措施进行处理。"体液不足"是指没有禁食的个体处于血管内、细胞间质或细胞内的脱水状态。这个护理诊断描述的是护士的处理方法能预防液体量不足或者能祛除或减轻相关因素的情境, 如经口摄入液体不足。由出血或禁食状态引起的液体量不足, 应考虑为合作性问题, 可以描述为"潜在并发症: 出血"或"潜在并发症: 低血容量"。

问题4

如何估计出血量?

  ①大便隐血试验阳性提示每天出血量 > 5 ~ 10 ml; ②出现黑便表明出血量在 50 ~ 70 ml 以上, 1 次出血后黑便持续时间取决于病人排便次数, 如每天排便 1 次, 粪便色泽约在三天后恢复正常; ③胃内积血量达 250 ~ 300 ml 时可引起呕血; ④ 1 次出血量在 400 ml 以下时, 可因组织液与脾脏贮存的血液补充血容量而不出现全身症状; ⑤出血量超过 400 ~ 500 ml 时, 可出现头晕、心悸、乏力等症状; ⑥出血量超过 1000 ml, 临床即出现急性周围循环衰竭的表现, 严重者甚至可以引起失血性休克。

知识连接

上消化道出血病情严重程度分级

分级	失血量 （ml）	血压 （mmHg）	心率 （次/分）	血红蛋白 （g/L）	症状	休克 指数
轻度	<500	基本正常	正常	无变化	头昏	0.5
中度	500~1000	下降	>100	70~100	晕厥、口渴、少尿	1.0
重度	>1500	收缩压 <80	>120	<70	肢冷、少尿、意识模糊	>1.5
备注: 休克指数 = 心率 / 收缩压

入院第3天患者未解大便，无恶心、呕吐，无腹痛、腹胀，肠鸣音4次/分，查 BP120/78mmHg，P 72次/分，24小时入量3460ml，出量3200ml。

问题5

患者目前生命体征平稳，无呕血、黑便，是否还要观察有无活动性出血或再次出血的可能？如何观察？

需要观察，如出现以下任一情况则说明出血未停止：①反复呕血，或黑粪次数增多、粪质稀薄，伴有肠鸣音亢进；②血红蛋白浓度、血细胞比容与红细胞计数继续下降，网织红细胞计数持续增高；③周围循环衰竭经充分补液输血而未见明显改善，或虽暂时好转而又恶化；④补液与尿量足够的情况下，血尿素氮再次或持续增高。

经治疗、观察，患者病情稳定，医嘱予以出院。

问题6

如何做好出院指导？

①向患者及家属讲解引起和加重溃疡病的相关因素。②指导患者保持乐观情绪，规律生活，避免过度紧张与劳累，选择合适的锻炼方式，提高机体抵抗力。③养成良好的饮食习惯，定时进餐，戒酒，避免生冷、烧烤、辛辣刺激性食物。④按医嘱正确服药，学会观察疗效及不良反应，不随便停药或减量，防止复发。⑤慎用或勿用致溃疡药物，如阿司匹林、咖啡因、泼尼松等。⑥定期复诊，若上消化道节律性发生变化或加剧，或者出现呕血、黑便时，应立即就诊。

🔖 知识连接

幽门螺杆菌（Hp）相关的出血性溃疡患者应接受 Hp 根除治疗。在证实 Hp 根除后，不需要抗酸维持治疗，除非患者还需用非甾体类抗炎药（NSAIDs）或抗血栓药治疗。有 NSAIDs 相关性溃疡出血的患者，应接受认真评估以确定是否需要继续使用 NSAIDs。如果可能，应尽量避免再次使用 NSAIDs。对于必须再次使用 NSAIDs 者，建议使用最小有效剂量的选择性环氧合酶-2（COX-2）抑制剂加每日 1 次 PPI（强烈推荐）。对小剂量阿司匹林相关性溃疡出血的患者，应评估使用阿司匹林的必要性。如果是二级预防（即有明确的心血管疾病），大多数患者应在出血停止后尽快恢复阿司匹林的使用，最好是 1～3 天内，最长不超过 7 天。同时应给予长期的每日 PPI 治疗。如果是一级预防（即没有明确的心血管疾病），大多数患者不应重新使用抗血小板疗法（有条件推荐）。

——美国胃肠病学会（ACG）《溃疡出血患者处理指南》

 知识连接

急性上消化道出血急诊诊治流程

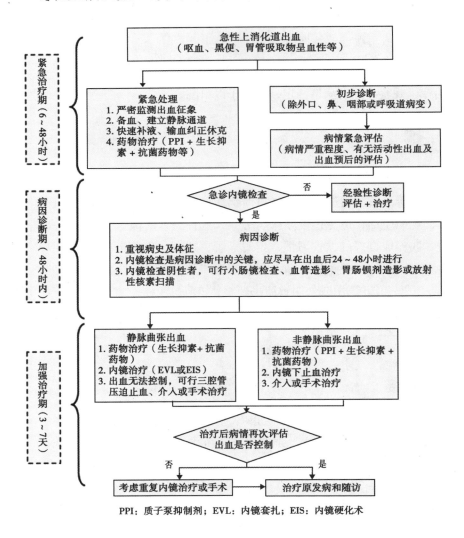

PPI：质子泵抑制剂；EVL：内镜套扎；EIS：内镜硬化术

评析与总结

消化性溃疡是上消化道出血的最常见原因，可表现为呕血、黑便和不同程度的周围循环衰竭，严重者甚至危及生命。因此，需要护理人员及时准确地观察病情，尤其是再出血的发生，能正确估计出血量，以采取相应的护理措施，出血期间患者往往表现出恐惧、紧张等心理，应对患者进行有效的心理疏导。消化性溃疡易复发，医护人员应做好健康教育，增强患者对此病的认知，改变不良生活方式，消除诱因，从而降低消化性溃疡的复发率和减少并发症的发生。

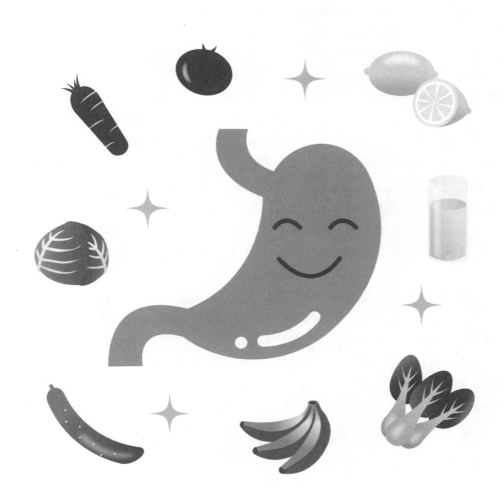

案例三　肝硬化

【一般资料】　患者，男性，68岁，大专文化，干部。

【主诉】　上腹饱胀不适反复发作10余年，加重1周。

【病史】　患者有肝硬化病史10余年，上腹饱胀不适反复发作，近1周来患者感乏力、食欲下降明显，食后腹胀，无腹痛，睡眠不佳，小便量可，大便细软不成形。今年曾因上消化道出血、肝性脑病两次住我院治疗，现为进一步诊疗收住入院。患者诉常常有牙龈出血，平素食纳、睡眠欠佳，大小便正常。患者38岁时有"戊肝"感染病史，发现"乙肝肝硬化"多年，05年因"食管静脉曲张破裂出血"于我院行内镜下曲张静脉套扎治疗，后至外科行脾切除术，否认"结核"等传染性疾病病史，否认"高血压、糖尿病"病史，否认外伤、输血史，无药物及食物过敏史。无烟酒嗜好，适龄婚配，配偶及子女体健。否认家族遗传性疾病史。

【护理体检】　T 37.2℃，P 90次/分，R 18次/分，BP 100/60mmHg，身高1.72 m，体重60 kg。神志清，精神一般，发育正常，体型消瘦，自主体位，步入病房，查体合作。全身皮肤黏膜无黄染、皮疹、出血点及瘀斑，有肝掌及蜘蛛痣；全身浅表淋巴结未触及肿大；面色黧黑，巩膜轻度黄染，口唇无发绀。腹平坦，正中可见长约10 cm的手术疤痕，未见肠型及蠕动波，腹软，无压痛及反跳痛，肝脾肋下未及，移动性浊音阳性，肠鸣音正常。四肢活动自如，双下肢轻度水肿。

【实验室及其他检查】　血常规：白细胞3.8×10^9/L，红细胞3.29×10^{12}/L，中性粒细胞37.7 %，血红蛋白81 g/L。总蛋白59.6 g/L，白蛋白27.4 g/L，谷草转氨酶52.2U/L，乳酸脱氢酶451U/L，总胆红素22.5 μmol/L，直接胆红素6.5 μmol/L。上腹部CT平扫＋增强：肝硬化，食管胃底静脉明显曲张，中度腹水，脾脏切除术后，肝脏多发囊肿，双肾小囊肿。

【医疗诊断】　肝硬化失代偿期；食管静脉曲张套扎术后；脾切除术后。

问题 1

该患者有哪些表现说明已到了肝硬化失代偿期?

可以结合病史、临床表现及相关检查得出该结论。①患者有肝硬化病史十余年,曾因"上消化道出血、肝性脑病"住院。②肝硬化失代偿期主要有肝功能减退和门静脉高压两大表现。该患者消瘦,肝病面容,有食欲减退、腹胀等消化道症状,常常有牙龈出血、血红蛋白低、出现肝掌和蜘蛛痣,这些均为肝功能减退的表现。③患者因脾大行脾切除术,因食管静脉曲张破裂出血行曲张静脉套扎术,此次体检及 CT 检查均提示有腹水,脾大、侧支循环的建立和开放、腹水是门脉高压的三大临床表现。综上所述,患者因乙肝病毒感染发展为肝硬化,目前处于失代偿期。

问题 2

肝硬化患者为什么常有出血和贫血的表现?

肝硬化患者出血的原因主要有:①肝脏合成凝血因子减少;②脾功能亢进,全血细胞减少;③毛细血管脆性增加。贫血的主要原因:①营养不良;②肠道吸收障碍;③胃肠道失血;④脾功能亢进。

🏥 知识连接

肝功能分级标准:Child-Pugh 分级是评价肝硬化门静脉高压症患者肝储备功能的最常用手段,有重要的预后价值,也是采用不同治疗手段的基本参照标准。

肝硬化患者肝功能损害严重程度的 Child-Pugh 评级

	分 数		
	1 分	2 分	3 分
肝性脑病	无	1~2 级	3~4 级
腹水	无	轻~中度 对利尿药有反应	张力腹水, 对利尿药反应差
血清胆红素	<34	34~51	>51
血清白蛋白浓度	>35	28~35	<28
凝血酶原时间	<4	4~6	>6
或国际标准比值(INR)	<1.7	1.7~2.3	>2.3

根据不同状态分别将其分为三个层次,记以 1 分,2 分和 3 分,并将 5 个指标计分进行相加,5~8 分为 A 级,9~11 分为 B 级,12~15 分为 C 级。

【诊治与护理经过】 入院后给予患者多烯磷脂酰胆碱胶囊（易善复）、注射用还原型谷胱甘肽钠（古拉定）等药物保肝治疗，医嘱予白蛋白输注及利尿剂静注，低盐饮食。

问题3

医嘱予白蛋白输注及利尿剂静注的目的是什么？在用药过程中应注意观察什么？

该患者 CT 检查提示存在中度腹水，输注白蛋白可提高血浆胶体渗透压，将组织间液的水分吸收入血管内，使血容量增加，肾血流量随之增加，此时配合利尿剂使用，可增强其利尿效果，使体内多余的水分排出体外，以减轻机体水肿，促进腹水消退。

用药过程中因大量尿液排出，钾丢失过多，易引起低钾性碱中毒，诱发肝性脑病，故要严格记录出入量，观察患者神志、皮肤、口渴等情况，必要时监测血生化指标，明确有无电解质紊乱表现。

问题4

针对该患者腹水症状应如何加强护理？

①休息时取平卧位，避免腹内压骤增的动作，如剧烈咳嗽、打喷嚏、用力排便等；②限制水、钠摄入；③使用利尿剂时注意观察水电解质和酸碱平衡；④观察腹水和下肢水肿的消长，准确记录出入量，测量腹围、体重，并教会患者正确的测量和记录方法。

治疗 3 天后，患者自觉腹胀不适症状减轻，腹围和体重下降。排除内镜下治疗禁忌，患者及其家属同意后行胃镜检查，结果示：距门齿 30 cm 以下食管见两条蛇形及线形曲张静脉，表面蓝色，红色征阴性。曲张静脉给予套扎治疗（共6环）。检查治疗过程顺利，术后安返病房，予以禁食，给予抗感染、抑酸止血、降低门脉压力、补液营养支持治疗。

问题 5

常用的预防曲张静脉出血的内镜治疗方法有哪些？内镜治疗术后的护理措施包括哪些？可能会出现哪些并发症？

内镜治疗方法有：①硬化剂注射止血术；②食管曲张静脉套扎术；③组织粘合剂注射法。

护理措施：①术后禁食 24 小时，遵医嘱静脉补液，以后进食流质饮食 2 天。②遵医嘱予以抗生素 2~3 天，并连续服用氢氧化铝凝胶 3 天。③术后严密观察病情，定时监测血压、脉搏，观察有无呕血、便血，注意有无并发症发生。

可能出现的并发症：迟发性出血、溃疡、穿孔、狭窄等。

经过治疗与护理，患者目前无不适主诉，无呕血、黑便，无意识模糊，流质饮食，食欲可，睡眠安，大小便正常。查体：T 37.1℃，BP 125/65 mmHg，神清，精神可，心肺听诊无明显异常，腹软，无压痛、反跳痛。双下肢无水肿。患者恢复良好，准备出院。

问题 6

应如何指导患者出院后做好自我护理？如何识别出血征兆和进行应急处理？

自我护理方法：①心理调适：注意情绪的调节和稳定，在安排好治疗、身体调理的同时，勿过多考虑病情，遇事豁达开朗，树立治病信心，保持愉快心情。②饮食调理：切实遵循饮食原则和计划，高热量、高维生素、高蛋白质饮食，出现腹水时应限制水钠摄入，避免粗糙、坚硬、刺激性食物，且应细嚼慢咽，避免损伤曲张静脉再次出血。③避免增加腹内压的因素：预防感冒，防止咳嗽；保持大便通畅，预防便秘；切勿搬运重的物品、爬楼梯、大幅度的弯腰等。

出血征兆及应急处理：出现头晕、心悸、冷汗、肠鸣音亢进等表现，或直接表现为呕血、黑便表示有出血可能。出现上述情况应急处理：①紧急呼救，立即卧床休息，保持安静，减少身体活动；②呕吐时取侧卧位以免误吸，同时立即送医院治疗；③如在医院，条件允许应迅速建立静脉通路，采血做血型检测、备血，密切观察病情发展，必要时联系急诊内镜治疗。

近年来，内镜下治疗已成为静脉曲张破裂出血常用的有效止血治疗方法，包括内镜下硬化剂注射止血术（EIS）、内镜下食管曲张静脉套扎术（EVL）、组织黏合剂注射法。EVL 出现于上世纪 80 年代，其原理就是将套扎的皮圈拉开后直接放在与内镜前端紧密连接的透明帽上，利用负压将曲张静脉直接吸引入透明帽内，而后将套扎的皮圈推出，直接扎在曲张静脉上，从而达到结扎曲张静脉的目的，利用该原理将曲张静脉分段进行套扎，就可以使曲张静脉血流中断，形成血栓，达到治疗曲张静脉的目的。

评析与总结

肝硬化是一种由不同病因引起的慢性进行性弥漫性肝病。临床主要表现为肝功能损害和门静脉高压，可有多系统受累，晚期出现消化道出血、肝性脑病、感染等严重并发症。腹水是肝硬化失代偿期最突出的表现，失代偿期患者 5% 以上有腹水，大量腹水可使膈显著抬高，出现端坐呼吸和脐疝，应加强护理。肝硬化并发症的发生率高，对人类健康和生命质量的影响大，是肝硬化患者致死的重要原因。护士在护理患者的过程中，应有敏锐的观察力，及时发现患者的病情变化，尤其是曲张静脉出血、肝性脑病、感染、水电解质紊乱等征象，及时发现并处理。病情稳定后应指导患者提高自我护理能力，教会患者如何识别出血征兆和进行应急处理，以减少并发症的发生率，降低患者的死亡率。

案例四 肝性脑病

【**一般资料**】 患者，男性，68 岁，初中文化，退休工人。

【**主诉**】 反应迟钝、精神恍惚 1 日。

【**病史**】 患者一天前进食大量鱼肉后出现反应迟钝、精神恍惚，伴手抖、坐立不安、胡言乱语、定向力障碍入院。患者诊断"肝硬化失代偿期"3 年余，具体病因不明，曾 2 次因肝硬化、食管胃底静脉曲张、上消化道出血在我科住院治疗。两年前在外科行"脾切除 + 门体静脉断流术"。此次病程中无呕血、黑便、便秘，既往有高血压病史 10 年余，口服利血平，血压控制尚可。平时睡眠不好，易醒，食欲一般。无烟酒嗜好。与老伴同住，有医保，家庭经济情况一般。

【**护理体检**】 T 36.3℃，P 76 次 / 分，R 18 次 / 分，BP 140 / 70 mmHg，身高 1.68 m，体重 60 kg。营养中等，慢性肝病面容，面部毛细血管扩张，见肝掌，无蜘蛛痣。腹膨隆，未见肠型及蠕动波，腹中部有一长约 10 cm 疤痕，移动性浊音可疑阳性，肠鸣音 5 次 / 分。患者处于嗜睡状态，呼之能应，反应迟钝，不能完成简单的计算，不能正确对答。扑翼样震颤阳性。

【**实验室及其他检查**】 血白细胞 8.6×10^9 / L，中性粒细胞 82.5%，血氨：83 μg / dl，脑电图节律变慢，心理智能测验异常，头颅 CT 示：脑水肿。

【**医疗诊断**】 肝性脑病Ⅱ期、肝硬化失代偿期、脾切除术后、门体静脉断流术后。

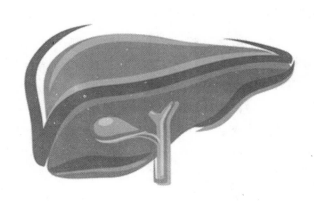

问题 1

肝性脑病的诱因有哪些？如何去除和避免？你认为该患者发生肝性脑病的诱因主要是什么？

肝性脑病常见的诱因有：①上消化道出血；②高蛋白饮食；③大量排钾利尿和放腹水；④催眠镇静药和麻醉药；⑤便秘、感染、尿毒症、低血糖、外科手术等。

应指导患者：①避免应用催眠镇静药、麻醉药等，因为此类药物可直接抑制大脑和呼吸中枢，造成缺氧；脑细胞缺氧可降低脑对氨毒的耐受性。②避免快速利尿和大量放腹水，及时处理严重的呕吐和腹泻，防止因有效循环血容量减少、大量蛋白质丢失、低钾血症而加重肝脏损害和意识障碍。③防止感染，加强皮肤、口腔护理，注意保暖，定时翻身，防止皮肤、呼吸系统、泌尿系统感染。发生感染时及时使用抗生素，有效控制感染。④防止大量输液，过多液体可引起低血钾、稀释性低血钠、脑水肿等，加重肝性脑病。记录 24 小时出入量，注意水、电解质和酸碱平衡。⑤保持大便通畅，防止便秘，可采用灌肠或导泻的方法清除肠内毒物。⑥积极预防和控制上消化道出血，上消化道出血可使肠道产氨增多，出血停止后予灌肠和导泻，以清除肠道内积血。⑦禁食或限食者避免发生低血糖，低血糖时能量生成减少，脑内去氨活动停滞，氨的毒性增加。⑧避免高蛋白饮食。

该患者肝性脑病的发生主要与高蛋白饮食有关。患者发病前有进食大量鱼肉史，鱼肉属高蛋白饮食，含有丰富的氮，在肠道转化为氨，大量的氨不能及时被肝脏解毒或清除，透过血脑屏障而至脑部，引起大脑功能紊乱。

问题 2

应从哪些方面观察患者的病情变化？如何保证其安全？

①密切观察患者的症状，注意肝性脑病的早期征象，如病人有无冷漠或欣快，理解力和近期记忆力的减退，行为异常（哭泣、叫喊、当众便溺），以及扑翼样震颤的情况。②观察病人思维及认知的改变，通过刺激或定期唤醒等方法评估病人意识障碍的程度。③监测并记录病人血压、脉搏、呼吸、体温及瞳孔变化。④定期复查血氨、肝肾功能、电解质，准确记录患者 24 小时出入量，每日总入量一般不超过 2500 ml。

患者神志不清期间的主要安全问题是坠床和撞伤，期间最好安排专人护理，烦躁不安时要拉上床栏，必要时使用约束带进行约束。

【诊治与护理经过】 患者入院后遵医嘱予吸氧、心电监护监测生命体征。雅博司 10 g，bid；谷氨酸钠 11.5 g，qd；古拉定 600 mg，qd；奥西康 40 mg，bid；益保世灵 2 g，bid 静脉滴注。清淡流质、禁食蛋白质饮食，乳果糖（杜密克）1 袋，tid 口服；NS1000 ml + 食醋 100 ml 灌肠；监测电解质和肾功能；记 24 小时尿量等处理。治疗 3 天后，患者神志逐渐转清，能正常应答，扑翼样震颤阴性，血白细胞 7.2×10^9/L，中性粒细胞 72.0%，血氨：63 μg/dl。医嘱停吸氧、心电监护，停谷氨酸钠、益保世灵、食醋灌肠及禁食蛋白质饮食，改为优质低蛋白饮食，加用螺内酯 20 mg，qd 口服；继用雅博司、古拉定、奥西康及口服杜密克治疗。

问题 3

医嘱予灌肠及口服杜密克的目的是什么？一般选用什么溶液进行灌肠？为什么？

①灌肠的目的是清除肠内积食、积血或其他含氮物，减少肠内毒物的生成和吸收，降低血氨。②一般选用生理盐水或弱酸性溶液如食醋保留灌肠，因为胃肠道内氨的存在形式主要有两种：NH_3 和 NH_4^+，NH_3 有毒性，能透过血脑屏障；NH_4^+ 则相对无毒，不能透过血脑屏障，二者受 pH 梯度改变的影响而相互转化。当结肠内 pH > 6 时，NH_3 大量弥散入血，pH < 6，则以 NH_4^+ 从血液转至肠腔，随粪便排出。用酸性溶液灌肠后，可降低肠道 pH，使氨转化为 NH_4^+，减少氨的吸收，忌用肥皂水灌肠，因其为碱性，可增加氨的吸收。③杜密克（乳果糖）口服后在结肠中被细菌分解为乳酸和醋酸，使肠腔呈酸性，从而减少氨的生成和吸收。

问题 4

该患者在饮食上应注意什么？为什么？

①肝性脑病患者发病开始数日内禁食蛋白质，减少氨的生成，每天供给足够的热量和维生素，以碳水化合物为主，如稀饭、面条、藕粉等，可口服蜂蜜、葡萄糖和果汁等，因为糖类可促使氨转变为谷氨酰胺，有利于降低血氨。②神志清楚后可逐渐增加蛋白质饮食，每天 20 g，以后每 3~5 天增加 10 g，短期内不超过 40~50 g/d。以植物蛋白质为宜，如豆制品。因为植物蛋白含支链氨基酸较多，含芳香族氨基酸较少，后者的化学结构与正常神经递质去甲肾上腺素相似，但不能传递神经冲动或作用很弱，故称为假性神经递质，当假性神经递质被脑细胞摄取而取代正常递质时，神经传导发生障碍，兴奋

冲动不能正常地传至大脑皮质而产生异常抑制，使患者出现意识障碍或昏迷。支链氨基酸竞争性抑制芳香族氨基酸进入大脑，减少假神经递质的形成。且植物蛋白含非吸收性纤维，被肠菌酵解产酸，有利于氨的清除，并有利于通便。③患者腹膨隆，移动性浊音可疑阳性，说明患者有腹水，指导患者每日摄入盐＜2g，避免咸肉、泡菜、酱油、含钠味精等高钠饮食。水入量一天不超过1000 ml。④可食新鲜蔬菜和水果，以保证维生素的摄取。

又经过 3 天的治疗和护理，患者神志完全清楚，数字连接试验完全正常，计算能力正常，大便通畅，移动性浊音阴性，予出院。

知识连接

肝性脑病又称肝性昏迷，是由严重肝病引起的，以代谢紊乱为基础的中枢神经系统功能失调综合征，主要表现为意识障碍、行为失常和昏迷。根据患者意识障碍的程度、神经系统表现和脑电图改变，将肝性脑病由轻到重分为 4 期：前驱期、昏迷前期、昏睡期和昏迷期，4 期的分界不很清楚，前后期的临床表现可有重叠，其程度可因病情发展或治疗好转而变化。

评析与总结

肝性脑病分为急性和慢性。急性肝性脑病患者无明显诱因，一般在起病数周内即进入昏迷直至死亡；慢性肝性脑病常有明显的诱因。我们在护理上要指导慢性肝病患者在平时的生活中注意避免和去除相关的诱发因素，减少肝性脑病的发生。临床上很多肝硬化的患者都是因为饮食不当诱发了肝性脑病，因此要做好患者的饮食指导，告诉患者正确饮食的原因，以提高患者在饮食上的依从性，减少肝性脑病的发生。

案例五 急性胰腺炎

【一般资料】 患者，男性，64 岁，高中文化，职员。

【主诉】 突发上腹痛半天。

【病史】 患者今日午饭后出现上腹部疼痛，当时可忍受，自服吗丁啉 1 片后，疼痛未缓解反而逐渐加重，伴有恶心、呕吐，呕吐物为胃内容物，有腰背部放射痛，疼痛持续难以忍受，遂由家人送入我院急诊，查尿淀粉酶增高，B 超示急性胰腺炎，为进一步治疗收住我科。病程中无发热，无呕血、黑便，无肛门停止排便、排气，大小便正常，体重无明显减轻。患者既往曾 3 次发作胰腺炎，否认"高血压、糖尿病"史，否认"肝炎、结核病"史，否认手术外伤史，否认输血史，无食物、药物过敏史。否认烟酒等不良嗜好。

【护理体检】 T 36.6℃，P 90 次 / 分，R 18 次 / 分，BP 150 / 90 mmHg，身高 1.75 m，体重 76 kg。神清，精神可，平车推入病房。全身皮肤黏膜黄染，无肝掌、蜘蛛痣，浅表淋巴结未及肿大。巩膜黄染，双侧瞳孔等大等圆，对光反射灵敏。心肺阴性。腹平，未见胃肠型蠕动波，无腹壁静脉曲张，上腹部压痛、反跳痛，肝脾肋下未及，全腹未及包块，Murphy 征阴性。移动性浊音阴性，肠鸣音 3 次 / 分。双下肢无水肿，四肢肌力正常。

【实验室及其他检查】 血常规：白细胞 9.6×10^9 / L、中性粒细胞 79%、淋巴细胞 14%；血清淀粉酶：1210U / L，尿淀粉酶：3831U / L。B 超示：急性胰腺炎，胰周少量积液；胆道扩张，胆囊结石，轻度脂肪肝。

【医疗诊断】 急性胰腺炎；胆囊结石；脂肪肝。

该患者符合急性胰腺炎的表现有哪些？有哪些原因可以引起急性胰腺炎？

患者系中年男性，既往有3次胰腺炎病史，此次因饱餐出现上腹部疼痛伴恶心、呕吐，查体上腹部压痛、反跳痛，肠鸣音稍减弱。检查示血象升高，血清淀粉酶超过正常值3倍，尿淀粉酶显著升高。B超示：急性胰腺炎，胰周少量积液。

急性胰腺炎的原因：①胆道系统疾病；②胰管阻塞；③酗酒和暴饮暴食；④胰腺周围邻近器官的病变；⑤其他因素如药物等。我国最常见的病因是胆道系统疾病所致胰腺炎（即胆源性胰腺炎）。

🔗 知识连接

根据中国急性胰腺炎诊治指南(2013年，上海)，将急性胰腺炎分为轻、中、重三度。①轻度AP(mild acute pancreatitis，MAP)：具备AP的临床表现和生物化学改变，不伴有器官功能衰竭及局部或全身并发症，通常在1~2周内恢复，病死率极低。②中度AP(moderately severe acute pancreatitis，MSAP)：具备AP的临床表现和生物化学改变，伴有一过性的器官功能衰竭(48小时内可自行恢复)，或伴有局部或全身并发症而不存在持续性的器官功能衰竭(48小时内不能自行恢复)。③重度AP(severe acute pancreatitis，SAP)：具备AP的临床表现和生物化学改变，须伴有持续的器官功能衰竭(持续48小时以上、不能自行恢复的呼吸系统、心血管或肾脏功能衰竭，可累及一个或多个脏器)。

患者入院后的护理重点是什么？病情观察要点有哪些？

该患者入院后的护理重点：①绝对卧床休息，协助其取弯腰、屈膝侧卧位，拉起床栏，保证患者安全；②禁食和胃肠减压，做好口腔护理；③遵医嘱吸氧，观察患者的血氧饱和度，观察有无低氧血症；④观察腹痛情况是否缓解，疼痛的性质和特点有无改变，遵医嘱用止痛剂，观察药物的作用效果；⑤给予物理降温，监测体温变化；⑥建立有效静脉通道，遵医嘱予以补液、营养支持，维持水、电解质平衡。

病情观察要点：①密切监测患者的生命体征、观察患者腹部体征及呕吐物/引流物的量、性质；②观察患者皮肤色泽和弹性的变化，判断失水程度；准确记录24小时出入量作为补液的依据；③定时留取标本，监测血和尿淀粉酶、血糖、血清电解质、血钙等指标的变化，监测血氧分压。

【诊治与护理过程】 入院后予以禁食，胃肠减压，吸氧，完善生化、肿瘤标志物等相关检查。CT 及 MRCP 检查提示重症胰腺炎、胆管扩张。予以生长抑素6 mg 持续静脉泵入，耐信 40 mg 抑制胃酸分泌，裕宁及凯斯抗感染，氨基酸等静脉营养支持。患者夜间腹部疼痛剧烈，分别于 20：47、23：00 肌注强痛定、度冷丁后疼痛缓解；急查血淀粉酶 1300U／L，尿淀粉酶 8616U／L。予以心电监护，密切监测患者的病情变化。患者入院第 2 天 16：00 突发高热伴恶心、呕吐，最高温度达 39.4℃，急查血常规示：白细胞 11.0×10^9／L，中性粒细胞 93%。给予物理降温、胃复安止吐后呕吐症状缓解，予以静滴奥西康、马斯平、裕宁、生脉，营养支持治疗。第 3 日凌晨 3：00 体温为 39℃，急查血常规示：白细胞 10.2×10^9／L，中性粒细胞93%。临时给予追加抗生素 1 次，予以冰袋物理降温，晨 6：00 体温降至 36.7℃。

问题 3

急性重症胰腺炎的治疗要点有哪些？该患者胃肠减压的目的是什么？如何做好管道护理？

治疗要点：①禁食与胃肠减压；②腹痛剧烈时给予哌替啶；③抗感染、抑酸治疗；④抗休克及纠正水、电解质紊乱：积极补充液体和电解质，维持有效血容量；⑤营养支持：采用全胃肠外营养，如无肠梗阻应尽快过渡到肠内营养；⑥减少胰液分泌，应用生长抑素或奥曲肽等持续静滴；⑦抑制胰酶活性，用于 AP 早期。

该患者胃肠减压的目的是减轻胃液刺激分泌胰液，减轻胃胀。

管道的护理：①妥善固定胃肠减压装置，记录胃管置入的深度；②保持负压，利于气体和液体的吸出；③保持胃管通畅，观察记录引流物的性质、颜色和量；④做好鼻腔、咽喉部和口腔的护理；⑤胃肠减压期间禁食禁水，必须经口服药时，研碎调水后注入，温水冲洗胃管，注入后夹管 30 分钟。

问题 4

重症急性胰腺炎的并发症有哪些？该患者持续腹痛伴高热应警惕何种并发症的发生？

重症急性胰腺炎的局部并发症有胰腺脓肿和假性囊肿；全身并发症有急性肾衰竭、急性呼吸窘迫综合征、心力衰竭、消化道出血、胰腺脑病、DIC 等。患者持续腹痛伴高热应警惕胰腺脓肿的发生。

生长抑素用于治疗急性胰腺炎的机制是什么？药物使用中有哪些注意事项？

生长抑素（SS）是 1973 年首先从下丘脑分离出的一种抑制多种激素释放的调节肽，具有广泛的内分泌抑制作用，抑制生长激素、生长调节素 C 以及多种胃肠道激素，可以减少胰腺的内外分泌以及胃小肠和胆囊的分泌，降低酶活性，对胰腺细胞有保护作用，是急性胰腺炎治疗的重要药物之一。目前临床应用的主要是生长抑素类似物，包括八肽（奥曲肽、善宁、善得定）及十四肽（施他宁）。治疗急性胰腺炎应尽早使用，静滴 250μg/h，连续 72~120 小时。

药物使用注意事项包括：①单独给药，不宜与其他药物配伍给药；②药物半衰期极短，需静脉持续泵入，换药间断不超过 1min；③给药开始时可引起暂时性血糖下降，对于胰岛素依赖性糖尿病患者应每 3~4 小时查血糖 1 次；④少数病例用药后产生恶心、眩晕、脸红等反应。

知识连接

Ranson 评分系统： 20 世纪 70 年代初，Ranson 在研究了 100 名急性胰腺炎患者入院 48 小时的情况后，提出了 Ranson 评分系统。其评分系统被认为是急性胰腺炎严重程度估计指标的里程碑。该评分系统包括入院时的 5 项临床指标和 48 小时的 6 项指标，每项 1 分，合计 11 分。评分在 3 分以上即为重症胰腺炎。3 分以下病死率 0.9%，3~4 分病死率为 16%，5~6 分病死率为 40%，6 分以上病死率为 100%。

（1）入院时指标：①年龄 >55 岁；②血糖 >11.1mmol/L；③ AST>250U/L；④ LDH>350U/L；⑤白细胞数 >13×10^9/L。

（2）入院后 48 小时指标：①血钙浓度 <2 mmol/L；② PaO$_2$<60 mmHg；③碱缺失 >4 mmol/L；④血 BUN>1mmol/L；⑤ Hct 减少 >10%；体液丢失量 >6 L。

Ranson 评分系统在重症胰腺炎的诊疗过程中曾发挥了很大的作用，但由于其评分是根据病人入院至 48 小时的病情变化，不能动态观察并估计严重度，而且评分无患者的以往健康状况，并且对比 CT 等影像学检查发现其特异性、敏感性均较差。

经过治疗与护理，患者于入院第 5 天体温恢复正常，无恶心、呕吐，无腹痛、腹胀，无呕血、黑便，流质低脂饮食，大小便正常，睡眠尚可；腹平软，全腹无压痛及反跳痛，肠鸣音 4 次 / 分，予以奥西康、裕宁、头孢匹胺钠静滴。患者现急性胰腺炎症状控制尚可，由于 CT 及 MRCP 检查提示胆管扩张，未见明显结石，医嘱予以 ERCP 行胆管探查，家属考虑再三决定病情稳定后行外科手术切除胆囊，医嘱出院。

问题 6

如何做好该患者出院的健康指导？

①疾病知识指导：向患者及家属介绍本病的主要诱因和疾病的过程，告知患者宜积极治疗胆道疾病。②生活指导：指导患者平时养成规律进食的习惯，避免暴饮暴食。腹痛缓解后应从少量低脂、低糖饮食开始逐渐恢复到正常饮食，避免刺激性强、产气多、高脂肪和高蛋白食物，防止复发。

知识连接

胆源性胰腺炎的内镜治疗：指南推荐在有条件的单位，对于怀疑或已经证实的 AP 患者（胆源型），如果符合重症指标，和（或）有胆管炎、黄疸、胆总管扩张，或最初判断是 MAP 但在治疗中病情恶化者，应行鼻胆管引流或内镜下十二指肠乳头括约肌切开术（endoscopic sphincterotomy，EST）。胆源性 SAP 发病的 48~72 小时内为行 ERCP 最佳时机，而胆源性 MAP 于住院期间均可行 ERCP 治疗。在胆源性 AP 恢复后应该尽早行胆囊切除术，以防再次发生 AP。

评析与总结

重症急性胰腺炎（SAP）起病急，发展迅速，病情凶猛，并发症多，病死率高。因此，护士在护理过程中，应密切观察患者的病情变化，对出现的腹痛积极采取各种干预，减轻患者的痛苦。同时应积极向患者讲解目前治疗方案，解释禁食与胃肠减压的重要性，使其能积极配合治疗。病情稳定后，向患者详细讲解 SAP 的病因和诱因、预防、治疗和护理知识，有明显病因者应建议积极根治原发病，避免再次诱发 SAP。

案例六 炎症性肠病

【一般资料】 患者，男性，37岁，初中文化，农民工。

【主诉】 腹泻伴黏液脓血便1月余，加重1周。

【病史】 患者1月前无明显诱因出现腹泻，每天2~3次，粪便呈糊状，未予重视。近1周症状加重，腹泻次数增多，每天4~5次，有黏液脓血，伴左下腹阵痛，有疼痛－便意－便后缓解的规律。既往无特殊病史。发病后睡眠不好，心理负担重。平时食欲一般，喜食辛辣食物，近一周食欲不振，每天只吃稀饭、喝米汤。无烟酒嗜好。平时妻子在旁陪伴，夫妻感情较好，一儿子在读中学，家庭经济较困难。

【护理体检】 T 37.2℃，P 86次/分，R 16次/分，BP 112/70 mmHg，身高1.75 m，体重56 kg。消瘦貌。口腔黏膜有4个大小不等散在的溃疡。腹软，左下腹压痛，无反跳痛。肠鸣音5次/分。

【实验室及其他检查】 血常规：白细胞 8.8×10^9/L，中性粒细胞71.2%，血红蛋白132 g/L；血沉25 mm/h；粪便常规：脓细胞+++、红细胞+++。

【医疗诊断】 溃疡性结肠炎。

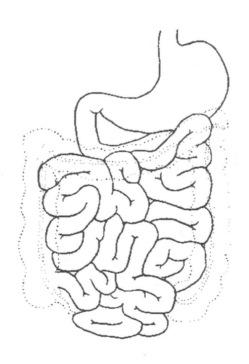

问题 1

患者初步诊断为溃疡性结肠炎，确诊需做结肠镜检查，肠镜检查前需做哪些准备？肠镜检查后护理要点有哪些？

肠镜检查前做好如下准备：①向患者详细讲解检查的目的、方法、注意事项，解除患者的顾虑，取得配合。②嘱患者检查前 1 天进流质饮食，如米汤、菜汤等；上午检查者当日早晨禁食，下午检查者当日晨可进米汤等流质。③检查前 4~5 小时协助患者做好肠道清洁，肠道清洁有多种方法，现临床常用恒康正清（聚乙二醇电解质溶液）口服，将 2 盒共 6 小包恒康正清粉剂溶于 2000 ml 水中，混匀后在 2 小时内喝完，服用后嘱患者再喝水 1000~2000 ml，同时嘱患者多活动，直至解出清水样便。④检查前 10 分钟予阿托品 0.5mg 或 654-2 10 mg 肌内注射，以减少肠蠕动或肠痉挛，有青光眼和前列腺肥大者禁用阿托品或 654-2。

肠镜检查后：①嘱患者卧床休息，3 天内进少渣饮食，注意观察患者腹胀、腹痛及排便情况。②腹胀明显者可协助患者取俯卧位，抬高臀部，腹部置软枕或被子，排出肠道内多余气体，减轻腹胀。③如发现剧烈腹痛、腹胀、面色苍白、心率增快、血压下降、粪便次数增多呈血性，提示并发肠出血、肠穿孔，应及时汇报医生，协助处理。

【诊治与护理经过】 患者肠镜检查示"乙状结肠黏膜有多发性溃疡，大小及形态不一，散在分布，黏膜弥漫性充血、水肿，附有脓血性分泌物"。结合患者症状，诊断为：溃疡性结肠炎（初发型、中度、活动期）。医嘱无渣流质，柳氮磺胺吡啶（SASP）1.0 g，q6h，口服；生理盐水 100 ml、锡类散 1 支、地塞米松 5 mg、SASP 1g 保留灌肠每晚 1 次；培菲康 2 粒，tid，口服。

问题 2

如何做好患者的用药指导？

①用药期间告知患者要注意 SASP 的不良反应，此药的不良反应主要有 2 类：一类是与剂量有关的毒性反应，如头痛、畏食、恶心、呕吐、食欲不振、可逆性男性不育等，餐后服药可减轻消化道的副作用；另一类为过敏反应，有皮疹、发热、粒细胞减少、再障或自身免疫性溶血等。②服药期间必须定期复查血常规，一旦出现此类副反应应改用其他药物，如美沙拉嗪或奥沙拉嗪等，疗效与 SASP 相仿，优点是副作用明显减少，缺点是价格较高。③告

知患者要坚持用药至症状缓解后再用药维持治疗 1～2 年。④培菲康主要作用为调节肠道菌群，用于肠道菌群失调引起的腹泻及消化不良、腹胀等，要告知患者此药需放在冰箱里冷藏保存，服药时要用冷或温开水送服，不能用热水服药。

🏥 知识连接

溃疡性结肠炎的疾病评估（炎症性肠病诊断与治疗的共识意见）

溃疡性结肠炎诊断成立后，需要进行疾病评估，以利于全面估计病情和预后，制订治疗方案。内容包括：

1. 临床类型：可简单分为初发型和慢性复发型。初发型指无既往病史而首次发作，慢性复发型指临床缓解期再次出现症状，临床最常见。

2. 病变范围：推荐采用蒙特利尔分类。该分型特别有助癌变危险度的估计及监测策略的制定，亦有助治疗方案选择。

溃疡性结肠炎病变范围的蒙特利尔分类

分类	分布	结肠镜下所见炎性病变累及的最大范围
E1	直肠	局限于直肠，未达乙状结肠
E2	左半结肠	累及左半结肠（脾曲以远）
E3	广泛结肠	广泛病变累及脾曲以远乃至全结肠

3. 疾病活动性的严重程度：溃疡性结肠炎病情分为活动期和缓解期，活动期的疾病按严重程度分为轻、中、重度。

改良 Truelove 和 Witts 疾病严重程度分型标准

严重程度分型	排便（次/天）	便血	脉搏（次/分）	体温（℃）	血红蛋白	红细胞沉降率（mm/h）
轻度	<4	轻或无	正常	正常	正常	<20
重度	≥6	重	>90	>37.8	<75% 正常值	>30
备注：中度为介于轻、重度之间						

4. 肠外表现和并发症：①肠外表现：包括皮肤黏膜表现(如口腔溃疡、结节性红斑和坏疽性脓皮病)、关节损害(如外周关节炎、脊柱关节炎等)、眼部病变(如虹膜炎、巩膜炎、葡萄膜炎等)、肝胆疾病(如脂肪肝、原发性硬化性胆管炎、胆石症等)、血栓栓塞性疾病等。②并发症：包括中毒性巨结肠、肠穿孔、下消化道大出血、上皮内瘤变和癌变。

问题3

该患者需灌肠治疗，有哪些措施可以帮助提高灌肠效果？

①灌肠前向患者解释灌肠的目的与效果、可能出现的不适等，以解除患者顾虑，取得配合，嘱患者在灌肠前半小时解清大便。②一般在晚上临睡前灌肠，以利于药物保留，将SASP研成粉末、过滤掉糖衣，加入生理盐水中，与锡类散、地塞米松一起配置成38~40℃溶液，温度过高或过低均可引起患者腹痛或腹泻。③臀下垫大尿垫，备好大便器，用屏风遮挡，注意保持室内适宜温度。④根据病变部位不同协助患者采取不同的体位：乙状结肠病变：左侧卧位；回盲部病变：右侧卧位；横结肠病变：头低脚高位；直肠病变：头高脚低位。该患者的病变在乙状结肠，故灌肠时协助患者取左侧卧位。⑤灌肠时用一次性吸痰管代替肛管，因为吸痰管管腔细、前端圆滑无刺激，可减轻患者的不适，易于药液保留，即使反复操作，患者也无恐惧感。肛管插入要深，约15~20 cm。⑥灌肠时抬高臀部10~15 cm，以利药液保留。⑦保留灌肠要掌握"细、深、少、慢、温、静"的操作原则，即肛管要细，插入要深，液量要少，药物推注速度要慢，温度要适宜，灌肠后要静卧，保留4~6小时。⑧灌肠后注意观察患者腹泻的次数、量、色、质、气味、有无里急后重，黏液血便的程度，及时准确留取大便标本送检，并做好记录，以观察患者灌肠治疗的效果。

经过1周的治疗后患者腹痛明显缓解，大便约1次/天，无明显的黏液脓血，患者考虑到经济情况，要求带药出院。

问题4

如何做好该患者出院后的自我管理？

①遵医嘱按时、按顿、按剂量服药，定期到医院复查血象，监测药物的不良反应，避免擅自停药或减量。②自我监测大便的次数、量、色、质、气味，有无黏液和脓血等。③避免诱因，如过度劳累、精神紧张、情绪激动、重体力劳动、感染、饮食不当等，保证充足的睡眠，保持乐观的心态。④注意补充营养，食用新鲜、质软、易消化、少纤维素、优质蛋白质、低脂、富含营养、又有足够热量的少渣或无渣饮食，如软饭、软馒头、面条、包子、清蒸鱼、鱼片、虾仁、煮嫩蛋等，避免食用冷饮、水果、多纤维的蔬菜及其他刺激性食物，忌食牛乳和乳制品，少量多餐，适当补充叶酸和维生素B。

⑤定期测量体重，监测血红蛋白、血清电解质和清蛋白的变化，了解营养状况的变化。⑥知道就诊指征并执行：腹泻次数增多，明显黏液脓血甚至血便，发热，腹痛加重，有乏力、心悸、腹胀等低血钾的症状。⑦坚持记健康日记，帮助监测健康状况。

知识连接

对于中、重度活动的成年或儿童克罗恩病或传统治疗效果不佳的活动性炎症性肠病患者可应用类克治疗。类克是一种抗肿瘤坏死因子 α 的嵌合型单克隆抗体，学名英夫利西单抗，在国外已经广泛应用，在国内的应用刚刚起步，主要通过拮抗免疫炎症以减轻症状、诱导和维持临床缓解达到治疗效果。类克推荐剂量5 mg/kg，分别在0、2和6周时静脉滴注，以后仍以5 mg/kg，每8周1次维持治疗。类克因其显著的临床疗效，已无可争议地成为炎症性肠病治疗的有效药物。

评析与总结

炎症性肠病（inflammatory bowel disease，IBD）是一种病因尚不十分清楚的慢性非特异性肠道炎性疾病，包括溃疡性结肠炎（ulcerative colitis，UC）和克罗恩病（Crohn'S disease，CD）两种主要疾病，近几年来IBD的发病率逐年增高，并有低龄化趋势，且本病呈慢性过程，缓解和复发交替，迁延不愈，严重影响患者的健康及生活质量。本病的治疗目的是控制急性发作，维持缓解，减少复发，防治并发症。目前保留灌肠是治疗 UC 的一种比较有效的方法，护士在护理上要根据患者的病变部位采取不同的体位，掌握相关保留灌肠技巧，发挥药物的最大疗效。患者的自我管理也是缓解炎症性肠病、减少复发的一种行之有效的方法，护士应做好患者的健康教育，帮助患者一起制定自我管理策略，督促患者通过改变自身的行为来保持和增进自身健康，并持之以恒的治疗自身疾病，达到该病最好的治疗效果。

案例一　急性肾小球肾炎

【**一般资料**】　患者，男性，19 岁，大学在读学生。

【**主诉**】　发现肉眼血尿 1 天。

【**病史**】　患者 1 周前患急性化脓性扁桃体炎，在我院门诊输液室抗生素治疗后好转，体温恢复正常。1 天前发现小便呈鲜红色，无尿急、尿痛及其他不适主诉。急诊尿常规检查见大量红细胞，其中多形性红细胞占 95%，拟"急性肾小球肾炎"收住我科。患者既往体健，无食物、药物过敏史，否认家族性疾病和遗传性疾病史。发病来食欲好，无恶心、呕吐，睡眠欠佳，大便正常。平时学习、生活规律，参加学校组织的各项体育活动，无不适。患者见尿液呈鲜红色，比较紧张，担心预后。患者为家中独子，父母陪同，有学生医保，家庭经济条件好。

【**护理体检**】　T 36.8℃，P 90 次 / 分，R 16 次 / 分，BP 130 / 70 mmHg。身高 1.80 m，体重 74 kg。发育正常，营养良好。神志清楚，精神好。眼睑、颜面部轻度水肿。其他未见异常。

【**实验室检查及辅助检查**】　血常规：WBC 1.1×10^9 / L；尿液外观红色，尿常规：蛋白 +，隐血 ++++；肾功能：血肌酐 102 μmol / L，尿素氮 4.7 mmol / L，内生肌酐清除率 90 ml / min。B 超：双肾体积略增大。余未见异常。

【**医疗诊断**】　急性肾小球肾炎。

问题 1

针对患者血尿问题，应如何护理？

①嘱患者卧床休息，至肉眼血尿消失后方可从事轻体力活动。②治疗过程中需要多次留取尿标本，动态观察血尿进展，需强调保持容器清洁干燥，勿用力震荡，并在 1 小时内送检。③肉眼血尿导致患者紧张，担心预后，护士应告知患者血尿发生的原因，病程演变过程，鼓励患者说出内心感受，给予针对性指导。

【诊治与护理经过】 入院后经血、尿等检查，结合病史，明确诊断。予绝对卧床休息，低盐、优质蛋白饮食。给予抗生素和利尿剂治疗，具体方案：青霉素 800 万 U，IVD，bid；呋塞米 20mg，IVP，qd。

问题 2

如何指导该患者的活动与进食？

①急性期绝对卧床休息，直至肉眼血尿消失和水肿消退。此后可以下床，从事一些轻体力活动，如散步、自理生活等。②饮食方面强调低盐和限制饮水，每日食盐总量不超过 4 g，避免食用腌制品、酱菜等。饮水量以前一日尿量 + 500 ml 为宜，包括食物中的水。

患者治疗 1 周后肉眼血尿消失，尿量增至 1000 ~ 2000 ml，无水肿，血压正常。家长要求出院。

问题 3

应做好哪些出院指导？

①指导患者注意保暖，加强个人卫生，预防上呼吸道感染和皮肤感染。②患感冒、咽炎、扁桃体炎和皮肤感染后，应及时就医。③痊愈后可适当参加体育活动，以增强体质。④1月后如无不适感可恢复上学，但急性肾小球肾炎的完全康复可能需要 1 ~ 2 年，嘱患者在 1 ~ 2 年内避免剧烈活动和劳累，如打篮球、踢足球、登山等，并定期随访，监测病情。

知识连接

　　肾小球疾病是一组以血尿、蛋白尿、水肿、高血压和不同程度肾功能损害等为主要临床表现的肾脏疾病。根据病因可分为原发性、继发性和遗传性三大类。原发性肾小球疾病大多原因不明；继发性肾小球疾病是指继发于全身性疾病的肾小球损害，如狼疮性肾炎、糖尿病肾病等；遗传性肾小球疾病指遗传基因变异所致的肾小球疾病。其中原发性肾小球疾病占绝大多数，是引起慢性肾衰竭的主要原因。

评析与总结

　　急性肾小球肾炎好发于儿童，高峰年龄为2～6岁，男性多见。常有前驱感染史，潜伏期为1～3周。本病有自愈倾向，治疗以卧床休息、对症处理、积极预防并发症和保护肾功能为主，急性肾衰竭患者予以短期透析。护理要点在于指导患者休息与活动，消除因肉眼血尿等症状带来的恐惧感，指导正确的进食和饮水，预防各种并发症。

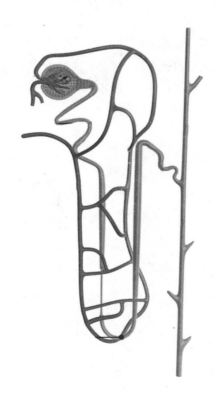

案例二　慢性肾小球肾炎

【一般资料】　患者，女性，53 岁，已婚，工人。

【主诉】　乏力、水肿伴尿检异常 1 个月。

【病史】　患者 1 个月前开始无明显诱因感觉乏力，易疲劳，伴下肢水肿，下午为主，晨起自行消退，眼睑无水肿，无尿频、尿急、尿痛，未注意尿中泡沫情况，未重视。近 1 个月来，乏力持续不缓解，休息后无改善，为明确诊断入院。发病来，每日尿量 1000 ~ 1600 ml，胃纳可，无恶心、呕吐，睡眠一般，大便正常。近两年来体检发现血压高，服用复方降压药物治疗，具体药物名称及降压效果不详。否认冠心病、糖尿病等病史，无食物、药物过敏史，无外伤、手术史，无输血史。否认家族性疾病和遗传性疾病史。出生并成长于原籍，无特殊不良嗜好。适龄婚配，离异，独自生活。育有一子，已结婚。患者对疾病无认识，独自住院诊疗，其子偶尔来探视。有城镇职工医保。

【护理体检】　T 37℃，P 85 次 / 分，R 17 次 / 分，BP 185 / 95 mmHg，身高 1.65 m，体重 62 kg。发育正常，营养中等。神志清楚，精神稍差，贫血貌。心肺听诊无异常，腹部平坦，移动性浊音阴性，双下肢凹陷性水肿。

【实验室及其他检查】　血常规：血红蛋白 67 g / L；血清肌酐 178.5 μmol / L；尿常规：隐血 ++，蛋白 ++；B 超：双肾大小正常。

【医疗诊断】　慢性肾小球肾炎。

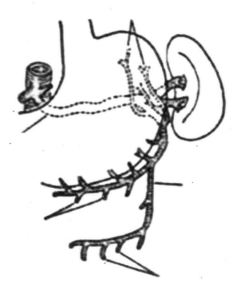

问题 1

如何判断该患者是否存在蛋白尿？

　　每天尿蛋白含量超过 150 mg，蛋白质定性试验呈阳性反应，称为蛋白尿。如每天持续超过 3.5 g / 1.73 m^2 或 50 mg / kg，称为大量蛋白尿，尿蛋白定性为 +++ ~ ++++。该患者尿蛋白定性为 ++，24 小时尿蛋白定量为 1.8 g，属于蛋白尿。从尿液外观观察，蛋白尿可表现为尿泡沫增多且经久不消。该患者对自己的尿液没有观察，提供不出直观的证据。

　　【诊治与护理经过】　患者血压较高，入院后予卡托普利 25 mg，tid；代文 80 mg，qd；拜新同 30 mg，bid。同时予低盐、低脂饮食，加强心理疏导，提高治疗依从性，患者能按时服药，并接受每日 2 次的血压监测，3 天后血压控制在 160 / 75 mmHg 左右，24 小时尿量 1500 ml 左右，内生肌酐清除 59.17 ml / min。行肾脏穿刺活检术，病理结果示系膜增生性肾小球肾炎。

问题 2

应如何针对肾性高血压进行护理？

　　该患者高血压的原因可能有原发性高血压，也可能存在慢性肾脏疾病导致的继发性高血压，入院时血压 180 / 95 mmHg，根据 2010 年中国高血压防治指南，属于高血压 3 级，很高危，要高度重视。①活动与休息：嘱患者卧床休息，起床、改变体位动作宜缓慢。3 天后血压渐平稳，逐渐增加活动量。患者独居，嘱其出院后避免重体力活动，避免劳累，作息规律，可进行轻中度体力活动。②饮食：予低盐、低脂饮食。每日摄入食盐量不超过 4 g，避免摄入饱和脂肪酸。患者标准体重为 165 - 105 = 60 kg，每日摄入的总热量为 1800 kCal，以碳水化合物为主，增加粗纤维和维生素的摄入。③病情观察：警惕有无高血压急症和低血压反应，如血压急剧升高、剧烈头痛、恶心、呕吐、大汗、视力模糊、神志不清、肢体运动障碍及晕厥、乏力等症状。需长期按时、按量服药，不可随意停药。密切监测药物疗效及不良反应。服用血管紧张素转换酶抑制剂时注意防止高血钾。每日测量血压 2 次，定时间、定部位、定体位、定血压计，如血压值超过 180 / 110 mmHg，及时报告医生处理。建议患者出院后购买自动血压监测仪，每日自测血压。④降压目标：该患者 24 小时尿蛋白定量为 1.8 g，最好能将血压控制在 125 / 75 mmHg 以下。目前控制的水平仍不够，需要继续调整治疗方案，并辅以饮食控制和活动，将血压控制在理想范围。

【其他治疗】 予优质低蛋白、低磷饮食。补充必需氨基酸，口服开同 4 片，tid；强的松 60 mg，qd；益比奥 3000 U，皮下注射，biw；叶酸 10 mg；速力菲 0.1 g，tid。其他如海昆肾喜胶囊 5 粒，tid；金水宝 3 粒，tid。

问题 3

如何针对肾性贫血进行护理?

该患者为中度贫血，①嘱其注意休息，活动量以不感到疲劳、心慌为度，指导患者在活动中自我监控脉搏。②给予优质低蛋白、充足热量、丰富维生素、易消化饮食，避免刺激性食物，增加含铁丰富的饮食，如黑木耳、海带、瘦肉等。③做好用药护理，包括促红细胞生成素、叶酸、速力菲等，观察药物作用和不良反应。④加强安全护理，防止跌倒、坠床等不良事件。

经治疗和护理后，患者水肿消退，血压控制良好，蛋白尿、贫血改善。患者情绪稳定，能正确认识疾病，依从性好，予以出院。

问题 4

如何指导患者预防慢性肾炎急性加重?

①注意保暖和个人卫生，减少到人群集中的地方如商场、电影院等，避免各种感染。②从事轻中度体力活动，如家务、适当的锻炼等，避免劳累。③避免使用肾毒性药物，如氨基糖苷类抗生素、两性霉素等。④必须进行预防接种时，在接种后加强肾脏功能监测。⑤进食优质低蛋白、低脂、低磷、高热量饮食。⑥坚持长期服用降压药，有效控制血压，减少蛋白尿。

评析与总结

多数肾小球疾病属于免疫介导的炎症性疾病，其进程主要取决于疾病的病理类型，感染、劳累、妊娠、应用肾毒性药物、预防接种以及高蛋白、高脂或高磷饮食可促使肾功能急剧恶化。因此慢性肾炎的护理要点在于采取饮食控制等手段防止和延缓肾功能进行性恶化、改善临床症状和防止严重并发症，指导患者掌握疾病相关知识，做好肾性高血压、肾性贫血、水肿的自我护理，保持心情舒畅，避免额外损伤等。

案例三　肾病综合征

【**一般资料**】　患者，男性，30岁，已婚，教师。

【**主诉**】　泡沫尿3月，加重伴水肿1周。

【**病史**】　患者3月前无明显诱因出现泡沫尿，无尿色及尿量改变，无夜尿增多，无尿频、尿痛等，伴腰部酸胀感，与活动无关，未重视。1周前劳累后尿中泡沫增多，并出现双下肢水肿，伴眼睑及颜面部轻度水肿，至我院门诊查尿常规：尿隐血+，尿蛋白++++；ALB 21 g/L，TC 15.27 mmol/L，TG 2.26 mmol/L；Cr 76.2 μmol/L，BUN 3.4 mmol/L，UA 396 μmol/L。门诊以"蛋白尿待查，肾病综合征？"收入院。病程中无其他不适主诉。食欲差，睡眠良好，大便正常，体重增加（具体不详）。既往体健，长期生活在南京，生活规律，运动量适中，无烟酒嗜好，有家族性高血压史，无食物、药物过敏史，对疾病无认识，有城镇职工医保，家庭经济条件好。已婚，育有一女，家庭关系和睦。

【**护理体检**】　T 36℃，P 92次/分，R 17次/分，BP 130/85 mmHg，身高1.70 m，体重78 kg。发育正常，营养中等。神志清楚，精神萎，眼睑、颜面水肿。腹部稍膨隆，移动性浊音阳性。双下肢重度凹陷性水肿。

【**实验室及其他检查**】　血清电解质：血钾4.20 mmol/L。腹部B超示腹水。血常规：血红蛋白125 g/L，余未见异常。

【**医疗诊断**】　肾病综合征。

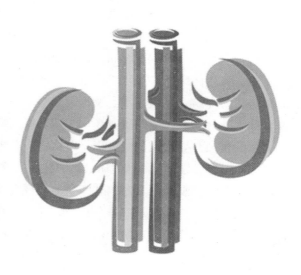

有哪些证据表明该患者存在肾病综合征？该患者需要留取 24 小时尿，进行尿蛋白定量，请问如何留取 24 小时尿蛋白定量检查标本？尿蛋白定性和定量的概念有何不同？

　　肾病综合征是一组有大量蛋白尿、低蛋白血症、水肿、高脂血症的临床综合征。该患者目前的临床资料中包括了低蛋白血症（ALB 21g/L）、水肿、高脂血症（TC 15.27 mmol/L，TG 2.26 mmol/L）和蛋白尿（尿蛋白 ++++）。此处的蛋白尿是定性概念，即只反映了"阴性或阳性"，定量指标则是指尿液中蛋白质的确切含量。确诊肾病综合征还需要进行 24 小时尿蛋白定量，留取 24 小时尿进行测定。具体操作：晨 7:00 嘱患者排尿弃去，此后每次排尿均保留在清洁干燥容器中（气温高时使用防腐剂），至次日晨 7:00 最后一次排尿保留。测量 24 小时尿液总量，充分混匀，留取 10 ml 送检，进行尿蛋白定量测定。若 24 小时尿蛋白总量 ≥ 3.5 g，即为大量蛋白尿，是诊断肾病综合征的必要条件。

问题 2

入院后如何指导患者的活动和饮食？目前病情观察的要点是什么？

　　活动指导：①患者全身水肿，有腹水，故宜卧床休息，取半卧位。②待水肿消失，一般情况好转后可下床活动。③卧床期间抬高下肢，并进行下肢踝泵运动，每日至少 3 次，每次 20~30 分钟。④卧床期间注意预防压疮，防止坠床。饮食指导：①患者血清尿素氮、肌酐在正常范围，给予正常量 0.8~1.0 g/(kg·d) 的优质蛋白（富含必需氨基酸）饮食。②热量要充足，每日每 kg 体重不少于 30~35 kcal。③水肿期间低盐饮食（< 4 g/d），并避免食用酱油、腌制食品等。④为减轻高脂血症，应予低脂饮食，并少进食富含饱和脂肪酸的食物，多吃富含多聚不饱和脂肪酸的食品如植物油、鱼油及富含膳食纤维的食物，保持大便通畅。⑤需要特别提醒的是，虽然该患者尿中丢失大量的蛋白并导致低蛋白血症，但饮食中并不可给予高蛋白，这是因为增加蛋白质摄入后导致肾小球高压、高灌注和高滤过状态会加重肾小球损害。

　　目前病情观察要点：①观察生命体征，出入量，体重，腹围；②观察水肿消长情况及有无感染、血栓或栓塞、急性肾衰竭等并发症；③皮肤是否完好；④大便是否通畅；⑤观察用药后反应，有无电解质异常，尤其是低钾血症及肝肾功能损害等。

临床护理案例分析

【诊治与护理经过】 入院后完善检查，在局部麻醉、B超引导下行肾脏穿刺活检术。

问题 3

护士应如何配合肾脏穿刺活检术？

肾脏穿刺活检术是在局部麻醉、B超引导下进行的穿刺手术，是确定肾小球疾病病理类型和病变程度的必要检查。①术前进行肾脏B超检查，确定肾脏大小、形态无异常；进行血常规和凝血功能、肾功能检查，排除贫血、出血倾向等手术禁忌证，测血压为130/85 mmHg。②向患者做好解释，解除恐惧心理。③教患者练习屏气和床上大小便。④术中协助患者取俯卧位，腹下垫软枕，穿刺时屏气15～20秒。⑤术后及时送检标本，穿刺部位加压包扎，协助取仰卧位，并监测血压，鼓励患者少量多次饮水，并将第一次尿标本送检。⑥术后8小时腰部制动，严密观察有无局部出血、血肿、尿瘘等手术并发症。⑦24小时后鼓励患者下床活动，如有肉眼血尿则延长卧床时间。⑧术后1个月内避免剧烈活动。

肾穿刺病理和实验室检查结果提示为原发性肾病综合征、膜性肾病，排除感染后始用激素冲击治疗，甲强龙500 mg静脉输注，qd，3天后改用甲强龙50 mg，qd。其他用药：代文80 mg，qd；立普妥10 mg，qd；双嘧达莫25 mg，tid；钙尔奇D 600，1片，qd；兰索拉唑15 mg，qd。间断输注白蛋白，并于输注结束后静脉注射呋塞米40 mg利尿。

问题 4

使用利尿剂和糖皮质激素治疗的注意事项和观察要点有哪些？

①利尿消肿是肾病综合征对症治疗的重要措施，原则是不能过快、过猛，以免造成血容量不足、加重血液高黏倾向，诱发血栓、栓塞并发症。该患者使用了常用的利尿剂呋塞米，是一种排钾利尿剂，长期使用需防止低钾血症。②糖皮质激素的使用原则是起始足量、缓慢减量和长期维持。不良反应包括胃出血、感染、药物性糖尿病、骨质疏松等，少数病例还可能发生股骨头无菌性缺血性坏死，需饭后服用，加强监测，及时处理。该患者使用了大剂量激素冲击治疗，期间应将患者安置在单人房间，加强环境管理，定时开窗通风，减少探视，严格防止院内感染。

患者看到代文的说明书，提出疑问：代文是降压药，而自己血压不高，是不是搞错了，护士应如何回答这个问题？

　　代文化学名称为缬沙坦，是血管紧张素受体拮抗剂，可通过有效的控制血压作用而不同程度减少尿蛋白，并可通过降低肾小球内压和直接影响肾小球基底膜对大分子的通透性，有不依赖于全身降压作用的减少尿蛋白作用。持续大量蛋白尿本身可导致肾小球高滤过、加重肾小管–间质损伤、促进肾小球硬化，是影响肾小球疾病预后的重要因素，已证实减少蛋白尿可有效延缓肾功能的恶化。护士的回答解除了患者的疑问，患者能自觉按时用药，配合治疗。

问题 6

肾病综合征患者常见的并发症有哪些？观察和护理要点是什么？

　　肾病综合征并发症是影响患者长期预后的重要因素，应积极防治。包括：①感染：常见皮肤、肺部和尿路感染，表现为体温升高、咳嗽、尿路刺激征等。一旦发生，应积极抗感染。严重感染者考虑减少或停用激素。②血栓及栓塞：多发生肾静脉、深静脉血栓及不同部位的栓塞。表现为血尿、下肢肿胀疼痛等。应预防性抗凝治疗，如使用低分子肝素、双嘧达莫等，并监测凝血功能，防止出血。③急性肾衰竭：是危及生命的并发症。表现为尿量进行性减少，至少尿、无尿。可使用袢利尿剂、血液透析、碱化尿液等措施。

　　经过治疗和护理，患者每日尿量 1500～3000 ml，2 周后患者水肿明显减轻，体重减少 8 kg，食欲改善，未发生并发症，准备出院。

问题 7

应做好哪些出院指导？

　　①预防感染：保持居室空气新鲜，不到人群密集的场所，注意身心劳逸结合，增强机体免疫力，注意锻炼身体。②保持皮肤清洁，预防皮肤损伤，有感染及时诊治。③用药指导：严格遵医嘱服药，避免自行停药或调整药物剂量，以免引起症状反复和不良反应。④饮食指导：进食充足热量、低盐、低脂、优质（低）蛋白、富含水溶性维生素的饮食。⑤定期复查：尿常规、24 小时尿生化、肾功能。⑥禁用肾毒性药物、偏方。

评析与总结

肾病综合征是一种临床综合征，各种原发性和继发性肾脏疾病均可引起。在护理过程中护士可根据患者的症状、体征和肾脏穿刺活检术判断肾脏病理变化和肾功能状态，给予相应的护理；根据内生肌酐清除率判断慢性肾脏疾病的分期，指导患者适当的饮食和活动。肾病综合征治疗时间长，用药复杂，饮食控制严格，并发症多而凶险，因此全面的观察和护理，提高患者对治疗的依从性，避免感染、劳累等，做好自我管理对疾病的预后非常重要。

案例四　尿路感染

【一般资料】　患者，女性，23岁，农民，已婚。

【主诉】　尿频、尿急、尿痛伴腰痛、发热1周。

【病史】　患者于10天前因宫外孕手术留置导尿管，1周前出现尿频，每日排尿10余次，伴尿急、尿痛及腰痛，体温38℃左右，当地医院尿培养示大肠埃希菌 > 10^5/ml，门诊以"急性尿路感染"收住我科。病程中患者饮食好、睡眠差，无尿色及尿量改变，无夜尿增多，大便正常。既往体健，否认食物、药物过敏史。否认家族性遗传病史。对疾病无认识。享受新农村合作医疗。丈夫身体健康，家庭经济条件好。

【护理体检】　T 36.5℃，P 70次/分，R 16次/分，BP 125/85 mmHg，身高1.60 m，体重58 kg。发育正常，营养良好，自主体位，查体合作。神志清，精神差，肾区叩击痛（-）。

【实验室及其他检查】　尿常规：尿隐血 ++，为形态均一性红细胞；血常规检查示白细胞 11×10^9/L。心电图正常。

【医疗诊断】　急性尿路感染。

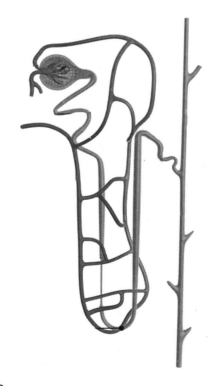

问题 1

该患者发生尿路感染的易感因素有哪些？

①女性；②婚育年龄；③使用尿道插入性器械；④宫外孕手术后机体抵抗力低下。

问题 2

针对患者排尿异常，应如何护理？

①卧床休息，取屈曲位，尽量勿站立或坐直。②保持心情愉快，避免因精神紧张加重尿频。③嘱患者从事感兴趣的轻松的活动，如听音乐、聊天等，以分散注意力。④多饮水、勤排尿，每日饮水量不低于2000 ml，保证每天尿量在1500 ml以上。⑤保持皮肤黏膜清洁：加强个人卫生，增加会阴清洗次数。⑥缓解疼痛：指导患者进行膀胱区热敷或按摩。⑦用药护理：注意观察抗菌药物、碳酸氢钠的疗效和不良反应。

【诊治与护理经过】 入院后使用抗菌药物前再次行清洁中段尿培养。氨曲南2.0 g加入生理盐水100 ml中，静脉滴注，bid。碳酸氢钠1.0g，口服，bid。尿细菌培养结果仍显示大肠埃希菌生长，超过10^5/ml，对氨曲南敏感，继续静脉使用氨曲南、口服碳酸氢钠治疗，1周后患者症状明显减轻，每日尿量1500~2500 ml，尿培养无致病菌生长，尿常规无异常，停用静脉用抗菌药物，改喹诺酮类药物口服，出院。

问题 3

针对该患者应如何做好出院指导？

①保持规律生活，避免劳累；②坚持劳动和锻炼，增加机体免疫力；③多饮水，勤排尿，保证每天尿量不低于1500 ml；④注意个人卫生，尤其是会阴部和肛周皮肤的清洁，特别是月经期、妊娠期和产褥期；⑤按时、按量、按疗程服药，勿随意停药，并按医嘱定期随访；⑥学会识别尿路感染的临床表现，一旦发生尽快治疗。

　　尿路感染是由于各种病原微生物感染所引起的尿路急、慢性炎症。确诊尿路感染的最佳证据是尿细菌培养结果，因此在使用抗生素前留取清洁中段尿标本非常重要。尿路感染多见于育龄期女性、老年人及免疫功能低下者，尤其在进行尿路侵入性操作、使用激素及免疫抑制剂等情况下。根据感染部位，可分为上尿路感染（急性肾盂肾炎）和下尿路感染（急性膀胱炎）。如及时治疗，90% 可痊愈。若存在尿路梗阻、畸形等易感因素，则必须纠正易感因素，否则很难治愈，且可演变为慢性尿路感染，甚至发展为慢性肾衰竭。因此对尿路感染患者的护理要点是尽量控制易感因素、减少尿道器械插入性操作、加强症状护理，并进行正确有效的健康指导，减少复发和重新感染。

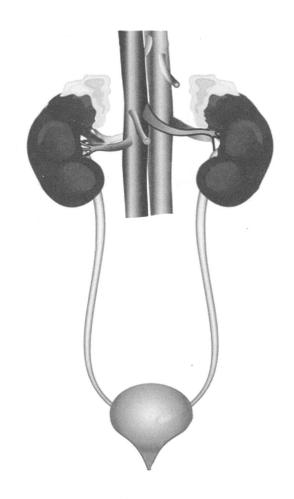

案例五 急性肾衰竭

【一般资料】 患者，男性，64岁，已婚丧偶，无业。

【主诉】 无尿4天，全身水肿2天。

【病史】 患者4天前进食毒蕈后出现恶心、呕吐，呕吐2次，为胃内容物，伴有腹胀、腹泻，为黄色水样便，后出现无尿，遂至当地医院就诊，予输液治疗（具体不详），后未再呕吐、腹泻。2天前出现颜面、双下肢水肿。外院查血清肌酐974μmol/L，尿素氮27.4 mmol/L。当晚至我院急诊，为进一步诊治收住我科。病程中食欲、睡眠差，大便正常。既往有高血压病史1年余，平时口服压氏达，血压控制在140/90 mmHg。有冠心病史1年，未予治疗。否认食物及药物过敏史。籍贯南京江宁，出生并长期居住原籍。经商多年，目前无业。妻子因糖尿病去世。现独居。育一子一女，均健康。家庭经济条件好，家庭和睦，住院期间有护工照顾。

【护理体检】 T 37.4℃，P 84次/分，R 16次/分，BP 166/102 mmHg，身高1.68 m，体重75 kg（诉平日体重70 kg）。发育正常，营养良好。神志清楚，精神萎，眼睑、颜面部及双下肢凹陷性水肿，腹部膨隆，移动性浊音阳性。心肺检查无异常。

【实验室及其他检查】 血常规：白细胞12.6×10^9/L，中性粒细胞73.9%，血红蛋白140 g/L，血小板计数153×10^9/L。生化：ALT 14U/L，钾6.54 mmol/L，钠118.3 mmol/L，氯86 mmol/L，钙2.05 mmol/L，肌酐1020.8μmol/L，尿素氮25.21 mmol/L。

【医疗诊断】 急性肾衰竭；原发性高血压。

该患者的病情观察要点有哪些?

①水平衡监测:严格记录 24 小时出入量,入量包括饮水、进食、补液、服药等各种途径进入体内的液体;出量包括尿量、呕吐、腹泻量等。严密观察患者有无体液过多的表现如皮下水肿、每天体重增加超过 0.5 kg、无失盐时血钠偏低、无感染时心率快、呼吸急促和血压升高等。②生命体征观察:包括体温、脉搏、呼吸、血压。注意有无感染征象。③电解质和酸碱平衡情况观察:该患者存在高钾血症、低钠血症、低氯性碱中毒、代谢性酸中毒等情况,需密切关注患者有无不适主诉和心电图变化。④进食和营养情况的观察:询问患者有无恶心、呕吐,了解食欲,进食种类和数量,计算热量是否充足、蛋白质种类和数量是否合适及水溶性维生素的摄入等,每日监测体重,监测血清白蛋白、前白蛋白、血红蛋白等营养代谢指标。⑤系统并发症的观察:如心力衰竭、感染、尿毒症脑病、出血倾向、消化道出血等。

该患者血钾偏高,高钾血症的表现和处理措施有哪些?

高钾血症是少尿期的重要死因。病人可表现为恶心、呕吐、四肢麻木、烦躁、胸闷等症状,并可发生心率缓慢、心律不齐,甚至室颤、心脏骤停。密切监测血钾浓度,当血钾超过 6.5 mmol/L,心电图表现异常变化时,应予以紧急处理:① 10% 葡萄糖酸钙 10~20 ml,稀释后缓慢静脉注射,时间不少于 10 分钟;② 5% 碳酸氢钠 100~200 ml 静滴;③ 50% 葡萄糖 50 ml+普通胰岛素 10 U 缓慢静滴;④以上措施无效时,血液透析治疗是最有效的治疗。

【诊治与护理经过】 入院后紧急处置:完善相关检查,予急诊血液透析,血管通路为经右侧股静脉置入双腔导管。金宝主机,15 L 透析器,股静脉留置导管引血,血流量 250 ml/min,透析液流量 500 ml/min。抗凝方案:速碧林 2000 u,净脱水 2.0 kg,上机前予地塞米松 5 mg + 10% 葡萄糖酸钙 10 ml + 50%GS 20 ml,IVP,首次透析共 2 小时,透析过程顺利,患者无不适。透后血压 142/100 mmHg,血清钾 4.6 mmol/L。病情平稳后予肾脏穿刺活检术,取肾脏组织进行免疫荧光、电镜检查示急性肾小管坏死。

问题 3

该患者少尿期饮食和进水的原则是什么?

①该患者能进食,给予高生物效价的优质蛋白,蛋白质的摄入量应控制在 0.8 g/(kg·d),并适量补充必需氨基酸。②接受透析后,蛋白质摄入量可适当放宽。③给予高碳水化合物饮食,每天所需热量为 35 kcal/kg。④尽可能减少钠、钾和氯的摄入。⑤严格记录 24 小时出入量,量出为入,每日进水量不超过前一天出量 + 500 ml。

继续予压氏达 5 mg,qd。血液透析,qod。治疗 2 周后,患者尿量逐渐增加至 2000~3000 ml/d,血清尿素氮、肌酐明显下降,进食改善,无其他不适主诉,无感染征象。停血液透析,并拔除股静脉留置导管,出院。嘱其慎用氨基糖苷类等肾毒性药物,避免使用大剂量造影剂的 X 线检查,避免误食毒物。恢复期加强营养,轻度体力活动,注意保暖,避免受凉,避免手术、外伤等。每周随访,监测肾功能和尿量。患者对治疗效果和住院期间护理工作满意,能掌握疾病知识,依从性好。

评析与总结

急性肾衰竭是由多种病因引起的短时间内(数小时或数天)肾功能突然下降而出现的临床综合征。主要表现为血清肌酐、尿素氮升高,水、电解质和酸碱平衡失调及全身各系统并发症。常伴有少尿或无尿。本综合征往往来势凶险,预后差,常见的死亡原因包括高钾血症、心力衰竭、感染等。因此及时的诊断和处理,严密的病情观察和预防感染,维持水、电解质平衡十分重要。

案例六 慢性肾衰竭

【一般资料】 患者，男性，23岁，未婚，公司职员。

【主诉】 体检发现尿检异常1年余，食欲下降伴血肌酐升高2月。

【病史】 患者1年余前行入职体检，查尿常规示蛋白+，隐血+，血压150/90mmHg，未予重视。近1年来，自觉无不适，3月前曾出现下肢轻度水肿，1~2天后自行好转。尿量1000ml左右，无夜尿增多，无腰酸、腰痛。2月前感食欲差，再次体检，查尿常规示蛋白+++，隐血++，血肌酐400μmol/l，血压160/100mmHg，后辗转多家医院就诊，尿常规及肾脏功能检查相似。予以保肾、降压等治疗（具体不详），今为进一步诊治收住入院。发病来，食欲差，偶有恶心、呕吐，睡眠可，大便正常，无盗汗、消瘦，尿量800ml/d。既往体健，籍贯湖北，目前在南京就业，生活规律，适量运动。偶饮酒，量不多，不吸烟。其堂叔患尿毒症，否认其他家族性遗传性疾病史。无食物、药物过敏史。对疾病无全面认识。独自住院诊疗。有城镇职工医保。独子，家庭经济条件好，家庭和睦。

【护理体检】 T 37℃，P 60次/分，R 18次/分，BP 160/100mmHg，身高1.75m，体重70kg。发育正常，营养中等。神志清楚，精神好，轻度贫血貌。全身皮肤干燥，可见散在抓痕。眼睑、颜面部及双下肢未见水肿，腹部平坦。

【实验室及其他检查】 血常规：血红蛋白98g/L。尿常规：蛋白+++，隐血++。肾功能检查：血肌酐602μmol/L，Ccr 14.22ml/min。B超：双肾缩小。余未见异常。

【医疗诊断】 慢性肾衰竭（CKD5期）。

问题 1

有哪些因素可能导致慢性肾衰竭急性加重？该患者哪些方面应引起护士关注？

慢性肾衰竭一般为不可逆的疾病，但其进展并不是匀速的，有些因素可导致急性加重，包括感染、劳累、应用肾毒性药物、预防接种以及高蛋白、高脂或高磷饮食等。该患者缺乏全面的疾病知识，需要给予健康教育，通过生活方式和用药等延缓疾病进展，防止发生慢性肾衰竭急性加重。

知识连接：慢性肾脏疾病的分期

慢性肾脏疾病可分为 5 期：

分期	说明	GFR[ml / (min · 1.73 m^2)]
1	有增高的危险 肾损害伴 GFR 正常或升高	≥ 90，伴 CKD 危险因素 ≥ 90
2	肾损害伴 GFR 轻度下降	60 ~ 89
3	中度 GFR 下降	30 ~ 59
4	重度 GFR 下降	15 ~ 29
5	肾衰竭	<15 或透析

问题 2

该患者为什么会到多家医院就诊？如何对此类患者进行心理护理？

由于肾脏疾病大多时轻时重、迁延不愈，治疗上较为困难，患者常会出现各种不利于治疗的负性情绪，尤其是病情未控制、反复发作、预后差的患者。该患者为年轻男性，大学毕业参加工作 1 年，尚未结婚、生子，肾脏疾病进展快，其堂叔患尿毒症，对慢性肾衰竭对机体的影响和治疗过程有模糊的认识，且父母不在身边，产生紧张、焦虑、抑郁甚至绝望等负性情绪，到多家医院就诊正是这些负性情绪的行为表现，患者希望的结果是否定慢性肾衰竭的诊断，希望是误诊。这些不良情绪可能会导致严重的后果，因此需要给予充分的关注。

对此类患者进行心理护理的要点：①评估心理问题及其表现，包括认知、情感、情绪、意志、行为等；②分析心理问题产生的原因；③运用有意识心理护理和无意识心理护理方法，对患者心理活动的过程进行干预，帮助患者正确认识疾病及其治疗、护理、预后等，并能积极面对和参与。

【诊治与护理经过】 入院后完善检查，排除糖尿病、高血压、过敏性紫癜、肾血管异常、多囊肾等。予优质低蛋白、低盐、低磷饮食；卡托普利 25 mg，tid；代文 80 mg，qd。补充必需氨基酸，采用开同 4 片，tid。强的松 50 mg，qd。益比奥 3000 U，皮下注射，biw。叶酸 10 mg，速力菲 0.1 g，tid。系统介绍疾病知识，帮助病人选择合适的肾脏替代治疗方式。记录出入量，并教会营养、活动等相关知识。

问题 3

该患者的饮食原则是什么？

饮食治疗在慢性肾衰竭的治疗中具有重要的意义，合理的营养膳食调配能减少体内氮代谢产物的积聚及体内蛋白质的分解，以维持氮平衡，而且在维持营养，增强机体抵抗力，减缓疾病进展和延长生命等方面发挥独特的作用。①充足的热量摄入：主要由碳水化合物和脂肪提供，每天至少 30 kCal/kg。可给予植物油和糖。②合理摄入蛋白质：根据肾小球滤过率调整蛋白质摄入量。给予优质低蛋白饮食，每日量不超过 0.4 g/kg，且 50% 以上为优质蛋白。尽量少食植物蛋白，如花生、豆类及其制品，米面中所含的植物蛋白也要设法去除，可部分采用麦淀粉饮食。③必需氨基酸疗法：采用复方 α–酮酸制剂（开同）4 片，tid。④充足的水溶性维生素：如蔬菜、水果等。⑤维持出入量平衡和电解质平衡：给予低盐饮食，每日 2～3 g 为宜。限制水的摄入，每日液体入量不超过前一天 24 小时尿量＋500 ml。液体入量包括饮食、饮水、服药、输液等各种形式或途径进入体内的水分。

经充分考虑后，该患者选择血液透析作为肾脏替代治疗的方式，在局麻下行左侧腕部动静脉人工内瘘成形术后出院。动态监测肾功能、电解质、血压、血红蛋白、血 pH 等实验室指标和患者自觉症状，必要时进行血液透析和维持性血液透析治疗。

问题 4

动静脉内瘘的护理要点有哪些？

①术后观察血管是否通畅，手术部位有无出血或血肿，以及吻合口远端的循环情况。②避免术侧受压，不要穿紧袖衣服，不在术侧上肢戴手表、测血压。不用内瘘血管进行抽血、输液或注射。③早期功能锻炼，促进内瘘成熟。

④术后保持术侧肢体清洁、干燥，以防伤口感染。⑤熟练掌握内瘘穿刺技术，避免损伤血管，透析结束拔针后按压穿刺点10分钟以上，直至彻底止血。⑥教会病人判断内瘘是否通畅，内瘘侧肢体勿提重物，避免碰撞致伤等。成形术后6~8周内瘘成熟，可以使用。

手术后2月，患者血清肌酐上升到720μmol/L，开始维持性血液透析治疗。

问题5

血液透析前后的护理要点有哪些?

血液透析是最常用的血液净化方法之一。主要通过弥散对流作用来清除血液中的毒性物质，通过半透膜两侧的压力差产生的超滤作用去除体内过多的水分。能部分替代肾功能，清除血液中的有害物质，纠正体内电解质紊乱，维持酸碱平衡。

透析前后护理要点：①透析前向病人介绍透析有关知识，消除病人的恐惧心理，取得合作。②评估病人总体健康状况。维持性透析患者一般每周透析2~3次，透析前后测量患者的生命体征、体重、血压及各种生化指标并据此对病人进食、进水情况进行针对性的指导。③维持性透析患者的一般指导包括配合治疗要求，提高治疗依从性，适当参加力所能及的工作，提高生存质量。学会内瘘保护和病情自我监测等。④饮食治疗包括充足的热量、优质高蛋白1.2g/（kg·d），控制水分摄入，两次透析之间体重增加不超过4%~5%，限制钠、钾和磷的摄入，注意补充水溶性维生素和钙剂等。

评析与总结

慢性肾衰竭是由多种病因引起的、不可逆的疾病，预后较差，但积极治疗原发病并消除或避免加重病情的各种因素，可以延缓病情进展，提高生存质量。具体措施包括残余肾功能的保护，如使用血管紧张素转换酶抑制剂、血管紧张素受体拮抗剂，维持水、电解质平衡，控制高脂血症，避免劳累、感染等，患者对治疗的依从性和自我管理很重要。一旦发展到尿毒症期，则需要肾脏替代治疗。但替代治疗只是替代肾脏的排泄功能，还需要关注肾脏的内分泌功能不足带来的危害并予以纠正，如促红细胞生成素缺乏导致的肾性贫血、活性维生素D不足导致的钙磷代谢紊乱、肾素-血管紧张素-醛固酮系统异常导致的高血压等。

第五章
血液系统疾病

案例一　缺铁性贫血

【一般资料】　患者，女性，35 岁，初中文化，营业员。

【主诉】　头晕、乏力伴面色苍白半年余，加重 1 月。

【病史】　患者半年前开始无明显诱因出现头晕、乏力，无头痛，偶有活动后心慌，未重视。最近 1 个月上述症状加重，入院进一步诊治。近 1 年来患者自觉月经量较多。否认特殊药物、毒物、放射性物质服用或接触史。平时喜素食，有喝茶习惯。

【护理体检】　T 36.6℃，P 95 次 / 分，R 20 次 / 分，BP 90 / 70 mmHg。身高 1.64 m，体重 55 kg。中度贫血貌，神情疲劳，全身皮肤黏膜无黄染，无瘀点、瘀斑及皮下出血；巩膜无黄染，球结膜苍白；查体合作，全身浅表淋巴结未及；胸骨无压痛；双肺呼吸音清；肝脾肋下未触及；双下肢无凹陷性水肿。

【实验室及其他检查】　血常规：白细胞 6.2×10^9 / L，分类正常； 红细胞 2.9×10^{12} / L，血红蛋白 82 g / L；血细胞比容 26%，网织红细胞 2%；血小板 200×10^9 / L。

【医疗诊断】　贫血原因待查？

问题1

初步判断该患者的临床诊断可能是什么？

该患者红细胞 $2.9 \times 10^{12}/L$，血红蛋白 $82\,g/L$；血细胞比容 26%，网织红细胞 2%；表现为小细胞低色素性贫血。患者长期素食，铁摄入不足，又有月经量过多史，导致慢性失血；血常规示白细胞、血小板计数正常，应考虑为"缺铁性贫血"。血红蛋白介于 $60 \sim 90\,g/L$，属于"中度贫血"。

 知识连接

贫血严重程度的划分标准

贫血的严重程度	血红蛋白浓度	临床表现
轻度	> 90 g/L	症状轻微
中度	60 ~ 90 g/L	活动后感心悸气促
重度	30 ~ 59 g/L	静息状态下仍感心悸、气促
极重度	< 30 g/L	常并发贫血性心脏病

贫血的细胞形态分类

类型	平均红细胞比容（fl）	平均红细胞血红蛋白浓度（%）	临床表现
大细胞性贫血	> 100	32 ~ 35	巨幼细胞性贫血
正常细胞性贫血	80 ~ 100	32 ~ 35	再生障碍性贫血、急性失血性贫血、溶血性贫血
小细胞低色素性贫血	< 80	< 32	缺铁性贫血、铁粒幼细胞性贫血、珠蛋白生成障碍性贫血

【诊治与护理经过】 经过外周血涂片和骨髓穿刺检查，诊断为缺铁性贫血，遵医嘱予以琥珀酸亚铁 0.1 g 口服 tid，维生素 C 0.1 g 口服 tid。

口服铁剂的注意事项有哪些？如何观察药物疗效？

①铁剂不良反应及预防：口服铁剂常见的不良反应有恶心、呕吐、胃部不适和排黑便等胃肠道反应，可建议患者饭后或餐中服用，反应过于强烈者宜减少剂量或从小剂量开始。②应避免铁剂与牛奶、茶、咖啡同服，为促进铁的吸收，还应避免同时服用抗酸药以及 H_2 受体拮抗剂，可服用维生素 C、乳酸或稀盐酸等酸性药物或食物。③口服液体铁剂时须使用吸管，避免牙齿染黑。④服用铁剂期间，粪便会变成黑色，此为铁与肠道硫化氢作用而生成黑色的硫化铁所致，应做好解释，以消除患者的顾虑。⑤强调要按剂量、按疗程服药，定期复查相关实验室检查，以保证有效治疗，补足贮存铁，避免药物过量而引起中毒或相关病变的发生。该患者平时喜欢喝茶，服药期间一定要建议患者戒除此习惯。

治疗有效的表现：先是外周血网织红细胞增多，高峰在开始服药后的 5～10 日，即网织红细胞反应。2 周后血红蛋白上升，一般 2 个月左右恢复正常。血红蛋白恢复正常后，仍需继续服用铁剂 4～6 个月，或直至血清铁蛋白恢复正常。

患者服药 2 周，复查血常规示：血红蛋白 92 g/L，提示治疗有效。经过治疗，患者即将出院。

护士如何做好患者饮食指导？

①纠正不良的饮食习惯：食物是机体内铁的重要来源。不良的饮食习惯，如偏食、挑食，是导致铁摄入不足的主要原因。指导患者保持均衡的饮食，避免偏食、挑食；养成良好的饮食习惯，定时、定量，细嚼慢咽，必要时可以少量多餐；尽可能减少刺激性过强食物的摄取。②适当增加含铁丰富的食物：鼓励患者多吃含铁丰富且吸收率较高的食物（如动物肉类、肝脏、血、蛋黄、海带与黑木耳等）或铁强化食物。③促进食物铁的吸收：不合理的饮食结构或搭配往往不利于铁的吸收，如食物中蔬菜类过多而肉、蛋类不足，富含铁的食物与牛奶、浓茶、咖啡同服等。许多蔬菜富含铁剂，但多为三价铁，吸收率低；牛奶会改变胃内的酸性环境，浓茶与咖啡中的鞣酸可与食物铁结

合而妨碍食物中铁的吸收。因此，增加食物铁的吸收，在提倡均衡饮食的同时，还应指导患者多吃富含维生素C的食物，也可以加服维生素C，尽可能避免同时进食或饮用会减少食物铁吸收的食物或饮料。

知识连接

缺铁性贫血是体内贮存铁缺乏，导致血红蛋白合成减少而引起的一种小细胞低色素性贫血。机体铁的缺乏可分为三个阶段：贮存铁耗尽、缺铁性红细胞生成和缺铁性贫血。缺铁性贫血是机体铁缺乏症的最终表现，也是各类贫血中最常见的一种，以生长发育期的儿童和育龄妇女发病率较高。全球约有6亿~7亿人患有缺铁性贫血。在发展中国家、经济不发达地区，约2/3的儿童和育龄妇女缺铁，其中1/3患缺铁性贫血。

评析与总结

缺铁性贫血作为一种育龄妇女的常见病，其预后取决于病因是否能被去除或原发病能否得到彻底治疗。该病例的病因基本明确：一是不良的饮食习惯，如平时喜素食，嗜茶，导致铁摄入量不足；二是月经量较多导致铁丢失过多，因为每丢失100 ml血液相当于丢失50 mg铁，这个病因必须通过妇科治疗及时干预。护理重点是健康宣教，指导其均衡饮食，忌浓茶，多吃富含维生素C的食物以促进铁剂吸收，指导患者正确口服铁剂，另外还要密切监测药物疗效。

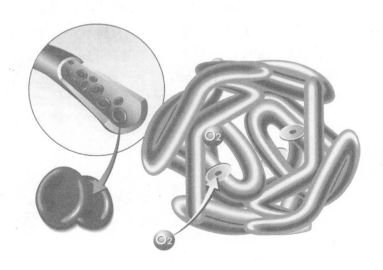

案例二 急性白血病

【一般资料】 患者，男性，70 岁，小学文化，农民。

【主诉】 确诊"急性非淋巴细胞白血病"4 月余，再治疗入院。

【病史】 患者 4 月前无明显诱因出现全身皮肤散在鲜红色出血点，以四肢为主，伴瘙痒、轻度头晕，在当地医院就诊，查血常规提示：血红蛋白 90 g/L，血小板 14×10^9/L。为求进一步诊治来我院就诊，骨髓穿刺检查示：急性非淋巴细胞白血病 M2 型（ANLL–M2），收住入院，予 PICC 置管、诱导化疗。化疗中患者出现发热，最高 38.7℃，腹泻，2~3 次/天，先后予左氧氟沙星、斯沃、比阿培南等联合抗感染治疗后患者体温正常。多次复查骨髓均提示缓解。此次入院再次巩固化疗。

【护理体检】 T 36.6℃，P 80 次/分，R 18 次/分，BP 120/80 mmHg，身高 1.60 m，体重 44.5 kg。神志清，精神可，发育正常，体型偏瘦，步入病房，查体合作。中度贫血貌，四肢及躯干皮肤散在芝麻大小陈旧性皮疹，以四肢为主，未见瘀斑，浅表淋巴结未触及肿大。

【实验室及其他检查】 血常规：白细胞 1.8×10^9/L，中性粒细胞 0.22×10^9/L，血红蛋白 77 g/L，血小板 16×10^9/L。多排胸部 CT：两上肺散在斑点状、斑片状模糊影，左肺舌叶实变影较前轻度缩小；纵隔及两侧腋窝见数枚肿大淋巴结，部分钙化；PICC 管位于上腔静脉，心影不大，主动脉、冠状动脉钙化；左侧胸腔积液明显吸收减少，两上胸膜稍增厚；心包膜轻度增厚。

【医疗诊断】 急性非淋巴细胞白血病 M2 型；肺部感染。

【诊治与护理经过】 本次入院复查骨髓示：增生减低（原始细胞占 4%），患者入院后第 3 天开始化疗，化疗期间患者出现明显乏力、食欲下降、恶心、呕吐，间断有腹泻。

问题 1

化疗期间，责任护士应指导患者在生活中注意哪些细节？

乏力、食欲下降、恶心、呕吐、腹泻、便秘是化疗药物常见的副作用。用药期间：①应指导患者卧床休息，加用护栏，变换体位时动作轻缓，防止体位性低血压的发生。②在患者如厕或者起身活动时，需有人看护，防止患者不慎摔倒。③给予生活护理，满足患者基本生理需求。④针对患者恶心、呕吐、食欲下降的问题，在化疗前 30 分钟根据医嘱常规使用止吐药物，以减轻其恶心、呕吐症状。⑤嘱患者进清淡可口、营养丰富、易消化饮食，如菜粥、烂糊面、鸡汤、鱼汤等，一次进食不宜过多，少量多餐，经常变换饮食花样，以增进食欲，并注意饮食新鲜、卫生。⑥患者用药过程有腹泻，应指导患者进食少纤维素、清淡易消化饮食，避免食用牛奶或乳制品，可给予培菲康调节肠道菌群平衡。⑦嘱患者保持肛门周围卫生，便后用软纸轻轻擦拭肛门，并用温水擦洗或坐浴，坐浴每次为 10~15 分钟，局部涂碘伏软膏以保护肛门周围皮肤，防止肛周感染。⑧每周遵医嘱查血电解质 2~3 次，了解有无电解质紊乱，遵医嘱予静脉输液以补充所丢失水分和电解质。

化疗后第 7 天复查血常规：白细胞 $1.4 \times 10^9/L$，中性粒细胞 $0.20 \times 10^9/L$，血红蛋白 60 g/L，血小板 $15 \times 10^9/L$。患者发热，体温 39.6℃，CT 检查提示肺部感染，考虑患者已经进入化疗后骨髓抑制期。

问题 2

如何做好骨髓抑制期患者的护理？

患者目前处于化疗后骨髓抑制期，外周血三系降低，并发肺部感染、发热，需每日复查血常规，根据情况做好相应的护理。

（1）贫血：①嘱患者卧床休息，尽量减少不必要的活动，必要时给予氧气吸入。②当血红蛋白低于 60 g/L，遵医嘱输注红细胞悬液支持。

（2）血小板减少：①指导患者穿着宽松、柔软、棉质衣裤，注意卧床休息，避免生气。②头部勿做剧烈活动，勿抠鼻、剔牙、搔抓皮肤，勤剪指甲。③避免用力排便，训练、指导、协助患者在床上进行大小便。④减少各种穿刺，穿刺拔针后予压迫穿刺处至出血停止。⑤严密观察出血的早期症状，如皮肤瘀斑、恶心、呕吐、头痛、视物模糊等。⑥饮食给予无刺激、无鱼刺、无骨渣、易消化软食，如粥、汤面、馄饨等。⑦当血小板计数 $< 20 \times 10^9/L$，遵医嘱输

注血小板悬液预防出血。

（3）粒细胞减少、发热、严重感染：粒细胞的变化同血小板的变化几乎同步。①嘱患者戴口罩，加强个人防护，注意个人卫生，避免着凉，限制探视。②加强病房消毒，病房紫外线消毒，1~2次/天。③患者已出现发热、肺部感染，应做痰培养，早期遵医嘱应用高效、广谱抗生素抗感染治疗。每天监测生命体征3~4次。④适当心理疏导，消除紧张焦虑，嘱患者多饮水并对症治疗，防止感染性休克并发低血容量休克。⑤当白细胞 $< 1.0 \times 10^9$/L时，遵医嘱给予粒细胞因子(G-csf)支持。

遵医嘱予红细胞和血小板的输注过程中患者胸前、面部出现皮疹伴瘙痒，怀疑为输血引起的过敏反应。

问题3

输血过程中出现过敏反应如何处理？血小板保存及输注过程中应注意哪些主要问题？

输血中出现过敏反应按反应程度给予对症处理。①轻度反应者减慢输血速度，给予抗过敏药物，如苯海拉明、异丙嗪或地塞米松，用药后症状可缓解；②中、重度反应者应立即停止输血，皮下注射0.1%肾上腺素0.5~1ml，静脉注射地塞米松等抗过敏药物；呼吸困难者给予氧气吸入，严重喉头水肿者行气管切开，循环衰竭者给予抗休克治疗。该患者仅出现皮疹，无寒战、呼吸困难，为轻度过敏反应，给予抗过敏药、减慢输血速度、加强观察即可。

血小板保存及输注要点：①由于血小板要求在22~24℃振荡保存，如同时输注几种血制品时，应先输注血小板。②若确实不能及时输注，应将血小板放在22℃振荡器上保存，最长时间不超过12小时，任何时候都不允许剧烈震荡，以免引起血小板不可逆破坏。③血小板输注速度要求快，建议以患者能耐受的最快速度，每分钟80~100滴输注，以免在体外聚集影响疗效。

又经过6天的治疗和护理，患者血常规检查：白细胞 3.8×10^9/L，中性粒细胞 2.3×10^9/L，血红蛋白81g/L，血小板 28×10^9/L。但近3日患者出现进行性呼吸困难，体温38.7℃，血氧饱和度波动在83%~92%，CT检查高度怀疑间质性肺炎。

问题 4

间质性肺炎的临床特点有哪些？如何做好对症护理？

间质性肺炎的临床表现为气短、干咳、无痰、发热、胸痛，随后出现进行性呼吸困难、发绀、低氧血症，最后导致呼吸衰竭。

对症护理：①保持呼吸通畅，早期提供呼吸支持，给予预防性雾化吸入，协助叩背排痰，常规给予鼻导管持续氧气吸入，$3\sim8\,L/min$。②伴 ARDS 患者，尽早采用无创面罩正压给氧，提高吸入气体压力，以增加肺泡通气量，改善呼吸功能。③鼓励患者有效咳痰，肺部感染者取半坐卧位，神志不清者予头高脚低位，呼吸道不畅有痰者及时吸引分泌物。

患者经排痰、给氧、抗感染等处理后症状缓解，1 周后出院。

🕮 知识连接

血小板计数的安全值： 下列临床过程中血小板计数的安全值得到国内外专家广泛认同：①口腔科：常规口腔检查 $\geq10\times10^{9}/L$，拔牙或补牙 $\geq30\times10^{9}/L$；

②手术：小手术 $\geq50\times10^{9}/L$，大手术 $\geq80\times10^{9}/L$；

③产科：正常阴道分娩 $\geq50\times10^{9}/L$，剖宫产 $\geq80\times10^{9}/L$；

④其他：对必须服用阿司匹林等非甾体类抗炎药、华法林等抗凝药物者，应维持在 $\geq50\times10^{9}/L$。

外周血中性粒细胞绝对值 $<0.5\times10^{9}/L$ 称为粒细胞缺乏症。患者出现以下临床表现应高度警惕粒细胞缺乏症：①起病急骤，头痛困倦；②畏寒、高热；③咽喉及全身关节疼痛；④黏膜坏死性溃疡；⑤感染。

评析与总结

急性白血病未经特殊治疗者平均生存期仅 3 个月左右，随着联合化疗和支持治疗的进展，急性白血病的缓解率和生存率大大提高。化疗过程中患者常出现乏力、恶心、呕吐等副作用，应做好对症治疗与护理。化疗过程中最重要的是做好骨髓抑制的防护，骨髓抑制是多种化疗药物共有的不良反应，对于急性白血病的治疗具有双重效应：首先是有助于彻底杀灭白血病细胞，但严重的骨髓抑制又会增加患者重症贫血、感染和出血的风险而危及生命。多数化疗药物骨髓抑制作用最强的时间为化疗后第 $7\sim14$ 天，恢复时间多为之后的 $5\sim10$ 天，但存在个体差异。化疗期间要遵医嘱定期复查血常规，初期为每周 $2\sim3$ 次，出现骨髓抑制者要根据病情每日监测，加强贫血、感染和出血的预防、观察和护理。该患者是 1 名 70 岁的老年白血病患者，化疗后出现了严重的骨髓抑制，做好日常生活中预防感染和出血的指导，加强输血、发热的护理，帮助患者安全度过骨髓抑制期是非常关键的。

案例三　淋巴瘤

【一般资料】　患者，女性，22岁，大专文化，职员。

【主诉】　发现双侧颈部肿块1月余，伴咳嗽、吞咽困难、皮肤瘙痒。

【病史】　患者1月前无明显诱因出现咳嗽，无咳痰，无发热，无头痛、流涕，当地卫生所予消炎治疗无明显好转，病程中偶觉皮肤瘙痒，有吞咽困难，进一步体格检查发现双侧颈部肿块，1周前至我院门诊行颈部淋巴结肿块切除，术中见 $1.0\,cm \times 0.8\,cm$ 肿块，切除后送常规病理检查。病理报告考虑为淋巴造血系统恶性肿瘤，为进一步诊治收住入我科。

【护理体检】　T 36.6℃，P 82次/分，R 18次/分，BP 110/70 mmHg，身高1.65 m，体重47 kg。神志清，精神可，发育正常，体型偏瘦，步入病房。右侧颈部活检伤口愈合可，右侧锁骨上淋巴结肿大，约 $2.0\,cm \times 0.5\,cm$，质硬，活动度可。

【实验室及其他检查】　血常规：白细胞 $13.0 \times 10^9/L$，红细胞 $4.01 \times 10^{12}/L$，中性粒细胞78.5%，中性粒细胞 $10.22 \times 10^9/L$，血红蛋白97 g/L。病理报告：（颈部）破碎的淋巴组织中见少量异型的大细胞，考虑为淋巴造血系统恶性肿瘤，弥漫大B细胞淋巴瘤。PET/CT：考虑血液淋巴系统恶性病变，淋巴瘤伴左侧髋臼骨浸润可能性大。

【医疗诊断】　弥漫大B细胞淋巴瘤Ⅳ期B组。

【诊治与护理经过】　患者确诊为弥漫大B细胞淋巴瘤Ⅳ期B组，行PICC置管术，准备化疗。

问题 1

为什么化疗患者推荐使用深静脉置管？主要适应证有哪些？

经外周深静脉置管（PICC）是指经外周静脉穿刺置入中心静脉导管，导管尖端最佳位置为上腔静脉的中下 1/3，可用于输注各种药物、营养支持治疗及输血，也可用于血液样本的采集。PICC 留置时间可长达 1 年，能为患者提供中长期的静脉输液治疗，减少频繁静脉穿刺带来的痛苦，且避免了刺激性药物对外周血管的损伤及化疗药物外渗引起的局部组织坏死，解决了外周血管条件差的病人的输液难题。

适应证：①需要长期静脉输液治疗或反复输注刺激性药物，如肿瘤化疗；②需要长期或反复输血或血液制品或采血；③需长期输注高渗透性或高黏稠液体，如长期胃肠外营养；④应用输液泵或压力输液治疗；⑤缺乏外周静脉通路。

患者予以 R+DA-EPOCH 方案化疗，具体为：美罗华 600 mg d0，依托泊苷 0.04 g d1-4，长春新碱 0.5 mg d1-4，多柔比星 8 mg d1-4，环磷酰胺 0.6 g d5，泼尼松 50 mg bid d1-5，辅以水化、碱化，保肝护胃等对症处理。

问题 2

美罗华（利妥昔单抗）使用过程中的注意事项及观察要点是什么？

①每次滴注美罗华前应给予非那根 25 mg 肌注，地塞米松 5 mg 静推。②第一次使用的患者常规使用心电监护，对出现呼吸系统症状或低血压的患者至少监护 24 小时。③初次滴注推荐起始滴速为 50mg/h，最初 60 分钟过后，可每 30 分钟增加 50mg/h，直至最大速度 400 mg/h；以后美罗华滴注的开始速度为 100 mg/h，每 30 分钟增加 100 mg/h，直至最大速度 400 mg/h。药物使用速度可以通过电脑输液泵根据患者反应随时调节。④给药过程中重点观察患者的生命体征，注意有无发热、心慌、全身瘙痒或呼吸困难等不适主诉，出现上述症状后可以减慢滴速，再次给予皮质激素和抗组胺药，一般过敏症状可缓解。⑤大约 10% 的患者症状加重伴随低血压和支气管痉挛，患者偶尔会出现原有的心脏疾病如心绞痛和心衰的加重。一旦出现上述症状时立即停用并给予相应的急救措施。

护士长在查房过程中反复强调要注意观察患者是否有肿瘤溶解综合征相关的表现。

问题 3

何谓肿瘤溶解综合征？如何观察？

　　肿瘤溶解综合征可发生于任何肿瘤细胞增殖速度快及治疗后肿瘤细胞大量死亡的患者，常见于急性白血病、高度恶性淋巴瘤。肿瘤溶解综合征具有以下特征：高尿酸血症、高钾血症、高磷血症导致的低钙血症等代谢异常。严重者还可发生急性肾衰竭、严重的心律失常。判断肿瘤溶解综合征，主要依靠监测血清电解质、磷、钙、尿酸、肌酐水平。护理上要严密监测患者的体重、血象变化，每日监测患者电解质，注意水化、碱化，记录 24 小时尿量，认真倾听患者的不适主诉，及时发现患者电解质紊乱症状。

　　患者今日早交班时主诉口腔疼痛，检查发现患者口腔内出现多枚绿豆大小的溃疡，表面覆盖白色豆腐渣样物质，使用棉签剔除白色覆盖物，可见到创面发红，伴有新鲜的出血点，嘱患者注意漱口，同时给予营养支持治疗。

问题 4

该患者口腔黏膜炎的分级是什么？血液病患者口腔护理的要点有哪些？

　　该患者口腔内出现多枚绿豆大小的溃疡，表面覆盖白色豆腐渣样物质，诉口腔疼痛，为口腔黏膜炎Ⅲ级。

　　血液病患者口腔护理的要点：①血液病患者由于凝血功能异常，尽量选择软毛牙刷刷牙，避免使用牙签剔牙，推荐使用牙线。②血液科化疗患者常规使用 0.1% 洗必泰溶液和 2.5% 碳酸氢钠溶液交替漱口。③如并发口腔真菌感染，可使用 2.5% 碳酸氢钠溶液和其他抗真菌药物稀释液漱口；如继发口腔厌氧菌感染，可使用含甲硝唑或替硝唑的溶液漱口。④对于化疗后粒细胞缺乏患者的口腔溃疡可使用重组粒细胞刺激因子漱口。⑤对于口腔黏膜出现破溃疼痛而影响进食者，常采用 1% 利多卡因 5 ml 加生理盐水 100 ml 稀释后含漱止痛。⑥大剂量甲氨蝶呤化疗致口腔溃疡可使用四氢叶酸钙稀释液来预防及护理。⑦含漱的方法用舌头上下、左右、前后反复的搅拌，每日含漱 > 5 次，每次含漱 3 分钟以上，使用两种漱口液间隔时间必须超过 15 分钟。

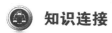 知识连接

WHO 口腔溃疡黏膜炎分级

分级	症状
0 级	口腔黏膜无异常
Ⅰ 级	黏膜充血、水肿，轻度疼痛
Ⅱ 级	黏膜充血、水肿，点状溃疡
Ⅲ 级	黏膜充血、水肿、片状溃疡，上覆白膜，疼痛加剧并影响进食
Ⅳ 级	黏膜大面积溃疡、剧痛、张口困难并不能进食，需肠外营养或经肠营养支持

经过治疗和护理，患者今日化疗第 7 天，刺激性咳嗽减轻，双侧颈部肿块明显缩小，皮肤瘙痒消失，准备出院。

评析与总结

淋巴瘤起源于淋巴结和淋巴组织，其发生大多与免疫应答过程中淋巴细胞增殖分化产生的某种免疫细胞恶变有关，是免疫系统的恶性肿瘤。该病以淋巴结肿大为首发症状，全身症状以发热、皮肤瘙痒或乏力、盗汗常见。淋巴结活检是淋巴瘤确诊和分型的主要依据，治疗以化疗为主，必要时辅助放疗。使用化疗药时建议进行深静脉置管以预防从外周静脉使用化疗药物时药物外渗引起局部组织的坏死。如果患者发病时肿瘤负荷较重（全身多处淋巴结肿大），在首次化疗时要注意水化、碱化，监测外周血电解质的变化，谨防肿瘤溶解综合征的发生。

案例四　骨髓瘤

【一般资料】　患者，男性，58岁，小学文化，退休工人。

【主诉】　确诊"多发性骨髓瘤"2年余，再治疗入院。

【病史】　患者2年前开始咳嗽、咳痰伴胸背部疼痛，未采取治疗，后症状加重，骨髓检查提示多发性骨髓瘤，先后给予3次化疗，予VP-16和万珂动员行自体造血干细胞移植，并行外周血干细胞回输，半年后患者出现左侧髋部骨痛伴左大腿疼痛不适，影响睡眠及行走功能，自觉加重，提示病情复发，先后又化疗2次，但效果欠佳。3个月前患者因右髋部、胸背部疼痛入院，查血常规示三系减低，考虑为骨髓瘤疾病进展，收住院进一步治疗。目前患者诉下颌麻木感，骨骼疼痛不适，无发热、咳嗽，二便正常，饮食及睡眠可，体重较前无变化。

【护理体检】　T 36.5℃，P 80次/分，R 18次/分，BP 150/80 mmHg，身高1.67 m，体重59 kg。神志清楚，贫血貌，全身浅表淋巴结未及。巩膜无黄染，球结膜苍白。颈软，无抵抗，颈静脉无怒张。胸骨无压痛。腹平软，无压痛及反跳痛，肝脾肋下未触及。双下肢无水肿。

【实验室及其他检查】　骨髓穿刺检查：原幼浆占14.8%，多发性骨髓瘤。PET-CT：双侧肩胛骨、双侧锁骨、双侧肱骨、胸骨、双侧多根肋骨、颈椎、胸椎、腰椎、骶骨、骨盆诸骨及双侧股骨上段见"虫蚀样"骨质破坏，FDG代谢增高，考虑多发性骨髓瘤。腰椎MRI示：腰椎、骶椎、附件及盆骨多发骨质信号改变，符合骨髓瘤表现；T12、L1压缩骨折；左侧腰大肌信号异常，骨髓瘤肌肉侵犯；双肾囊肿；腹膜后数枚小淋巴结。

【医疗诊断】　多发性骨髓瘤 IgGκ 轻链型Ⅲ期A组。

【诊治与护理经过】　患者目前全身多处病理性骨折，主诉疼痛难忍。

问题 1

此时患者最主要的护理诊断是什么？应采取哪些护理措施？

患者目前最主要的护理诊断为疼痛：骨骼疼痛，与浆细胞浸润骨骼和骨髓及病理性骨折有关。

护理措施：①疼痛的评估：从患者的主观描述及客观临床表现评估疼痛的程度、性质及对疼痛的体验与反应。②心理－社会支持：关心、体贴、安慰患者，对患者提出的疑虑给予耐心解答。鼓励患者与家属、同事和病友沟通交流，以获得情感上的支持和配合治疗的经验。护士和家属还可与患者就疼痛时的感受和需求交换意见，使患者得到理解和支持。③缓解疼痛：协助患者采取舒适的体位，可适当按摩病变部位，以降低肌肉张力，增加舒适，但避免过度用力，以防病理性骨折。指导患者采用放松、臆想、音乐疗法等，转移对疼痛的注意力；指导患者遵医嘱用止痛药，并密切观察止痛效果。

问题 2

患者全身多处病理性骨折，如何指导患者休息与活动？

①睡硬板床，上铺 10 cm 左右的棉胎，保持床铺平整干燥。②协助病人定时变换体位；保持适度的床上活动，避免长久卧床而致加重骨骼脱钙。③保持肢体于功能位，定时按摩肢体，防止下肢萎缩。④鼓励病人咳嗽和深呼吸。协助病人洗漱、进食、大小便及个人卫生等，每天用温水擦洗全身皮肤，保持皮肤清洁干燥。⑤严密观察皮肤情况，受压处皮肤给予温热毛巾按摩或理疗，防止压疮发生。

患者化疗前植入静脉输液港。排除禁忌证后行 DECP 方案化疗，具体为：环磷酰胺 ,0.67 g d1-4 ，顺铂，16.8 mg d1-4 ，依托泊苷，0.07 g d1-4 ，地塞米松 40 mg d1-4。辅以止吐、保肝护胃、水化碱化、降尿酸、改善微循环。患者血红蛋白低，予益比奥升红细胞、输红细胞等对症支持治疗。患者今日化疗第 2 天，主诉尿色发红，呈洗肉水状，伴尿频尿急、排尿困难，尿细菌培养阴性。

患者发生了哪种并发症？应如何预防与护理？

　　患者主要症状为血尿，伴有尿频、尿急、排尿困难，尿细菌培养阴性，是发生了出血性膀胱炎。出血性膀胱炎按发生程度可分为Ⅰ度，镜下血尿；Ⅱ度，肉眼血尿；Ⅲ度，肉眼血尿伴血块；Ⅳ度，在Ⅲ度基础上伴尿道阻塞。

　　护理：饮食清淡易消化，向患者强调多饮水的重要性，每日保证饮水2000 ml以上，增加尿量。

　　病情观察：①每日监测体重、腹围和血压变化，保证出入量平衡。②遵医嘱定期监测心律、呼吸和血压，及时予以纠正和补充电解质。③每日观察尿液的颜色、性质。每日早晚用试纸监测尿液 pH 值，使尿液 pH 值保持 7~8 呈弱碱性。定期监测尿常规，同时倾听患者主诉，注意有无尿频、尿急、尿痛等尿路刺激的症状。

　　预防护理：①水化碱化：在预处理前一天，开始给患者大剂量静脉补液，每日补液量为 5000~6000 ml，注意补充电解质，使环磷酰胺代谢产物能快速排出体外。化疗前一天开始给予 5% 碳酸氢钠，碱化尿液，使尿液 pH 值保持在 7~8，以减少药物降解产物对肾脏、膀胱的损害。②利尿：采用强迫利尿，要求每小时尿量在 250ml 以上，如果尿量少遵医嘱酌情加用利尿剂。③解毒剂：美司钠可与环磷酰胺的毒性代谢产物丙烯醛特异性结合成无毒的复合物排出，避免膀胱黏膜损伤。在使用环磷酰胺的同时，遵医嘱给予 0.9% 氯化钠 100 ml 加美司钠 2.0 g 静脉滴注，并在环磷酰胺使用后的 3 小时、6 小时、9 小时重复使用美司钠。环磷酰胺停用后美司钠常规使用一天。

　　症状护理：①可根据患者的实际情况选择三腔气囊导管行膀胱灌洗。②根据病情可选择持续或间歇冲洗，一般 3000 ml 液体按 500 ml/h 进行冲洗，速度不宜过慢否则达不到冲洗效果。③在患者行留置导尿冲洗期间应注意按时更换集尿袋，保持尿道口及会阴部的清洁卫生，留置尿管不宜超过 1 周。④观察引流液的颜色、量和性质。⑤当尿红细胞阴性后 24 小时可拔除尿管，拔除尿管前可行粒–单核细胞集落刺激因子 300~600 μg 膀胱内给药，并夹管尽量保留 30 分钟以上以促进膀胱黏膜的恢复。

　　患者经过积极的医疗和护理，目前尿色恢复正常，主诉全身骨痛明显缓解，明日准备出院。

问题 4

患者出院后如何做好植入式静脉输液港的维护？

植入式静脉输液港是一种完全植入体内的闭合式静脉输液系统。输液港经手术安置于皮下，只需使用无损伤针穿刺输液港底座，即可建立起输液通道，减少反复静脉穿刺的痛苦和难度。同时，输液港可将各种药物通过导管直接输送到中心静脉，依靠局部大流量、高速度的血液稀释和输送药物，防止刺激性药物对静脉的损伤。

输液港维护指导：①日常活动：待伤口痊愈，病人可洗澡，日常生活可如常；避免术侧肢体过度外展、上举或负重，避免撞击穿刺部位。②定期冲管及复查：出院后每月到医院接受肝素稀释液冲洗导管1次，避免导管堵塞，每3~6个月复查胸片1次。③自我监测：放置导管部位可能会出现瘀斑，需1~2周自行消失。若输液港处的皮肤出现红、肿、热、痛，则表明皮下有感染或渗漏；肩部、颈部及同侧上肢出现水肿、疼痛时，可能为栓塞表现，应立即回医院就诊。

🔧 知识连接

化疗药物分类：根据化疗药物外渗对皮下组织的损伤程度，化疗药物可以分为3类：①发疱性化疗药物：一旦渗到血管外，短时间内可发生红、肿、热、痛，甚至皮肤及组织坏死，也可导致永久性溃烂，如多柔比星、表柔比星、柔红霉素、丝裂霉素、氮芥、长春新碱、长春碱、长春地辛、诺维苯、安吖啶等；②刺激性化疗药物：可引起轻度组织炎症和疼痛，一般不会导致皮下及组织坏死，如达卡巴嗪和足叶乙甙等；③非刺激性化疗药物：对皮肤及组织无明显刺激，如5-氟尿嘧啶、顺铂、甲氨蝶呤等。

评析与总结

多发性骨髓瘤是恶性浆细胞病中最常见的一种类型。骨髓中有大量的异常浆细胞（又称骨髓瘤细胞）克隆性增殖，引起广泛溶骨性骨骼破坏、骨质疏松。患者最常见的表现是骨痛、骨骼变形和病理性骨折。这是一种使用常规化疗或自体造血干细胞移植均无法治愈的疾病，治疗的目的主要是对症治疗，如镇痛、控制感染，建议患者注意休息，睡硬板床。由于肿瘤细胞的溶骨性破坏，患者易发生高钙血症及高尿酸血症和肾损害，要指导患者多饮水，观察记录患者的尿色、尿量。化疗期间由于所有化疗药代谢物从肾脏排泄，使用环磷酰胺者更要注意有无出血性膀胱炎的发生。

第六章
内分泌与代谢性疾病

案例一　甲状腺功能亢进

【一般资料】　患者，女性，56岁，小学文化，退休职工。

【主诉】　心慌、多汗伴消瘦半年，发热、干咳1天。

【病史】　患者半年前无明显诱因出现怕热、多汗，诉心慌、手抖、食纳增加，并易感疲倦乏力，体重半年来下降20余斤。当地医院诊断为"甲状腺功能亢进"，予"赛治10 mg, bid"口服治疗，症状稍有缓解，一周后查肝功能提示肝功能损害，加用保肝药物治疗，疗效欠佳。患者昨日受凉后出现咽部不适、干咳、发热，诊断为"甲状腺功能亢进、药物性肝损、上呼吸道感染"，收住院进一步诊治。近日睡眠良好，大小便正常。平时生活能自理，活动不多，在家读报、看电视。发病以来卧床休息为主，能自行下床活动。既往有"高血压"病史6年，口服丙磺酸氨氯地平5 mg, bid，平时血压控制在130/80 mg左右。家族中母亲有高血压、甲亢病史，弟弟、妹妹有高血压病史。患者缺乏疾病相关知识，担心疾病预后。退休多年，独居，子女轮流照看，与子女关系和谐。有公费医疗。

【护理体检】　T 38.1℃，P 98次/分，R 21次/分，BP150/98 mmHg，身高1.56 m，体重56 kg。神清，应答切题，步入病房，自主体位，查体合作。双眼内聚不良，咽部略充血，双侧甲状腺Ⅱ度肿大，质软，表面光滑无结节，无触痛，未闻及血管杂音，无颈静脉怒张。胸廓对称，双手静止性震颤。

【实验室及其他检查】　血常规：白细胞2.9×10^9/L，中性粒细胞1.50×10^9/L；生化：谷丙转氨酶66.2U/L，谷草转氨酶73.8U/L；甲状腺功能：FT_3 14.78pg/ml，FT_4 46.48 ng/dl，TSH < 0.005 mIU/L/l，甲状腺过氧化物酶抗体 > 600 IU/ml，抗甲状腺球蛋白抗体 > 4000 IU/ml；甲状腺B超示：甲状腺右侧叶低回声结节，内见钙化；胸片提示：两肺纹理稍多。

【医疗诊断】　甲状腺功能亢进；药物性肝损；粒细胞缺乏；上呼吸道感染；原发性高血压。

问题 1

该患者目前病情观察与护理的要点有哪些?

根据病史判断,患者出现了较严重的药物副反应,包括药物性肝损和粒细胞缺乏。粒细胞缺乏与药物性肝损为抗甲状腺药物最常见的副作用,患者抵抗力下降,受凉后又发生了上呼吸道感染,现在体温高。所有这些因素均是诱发甲状腺危象的高危因素。

护理要点:①入院后安置患者卧床休息,戴口罩,减少家属探陪,保持病室内空气流通,以减少交叉感染的概率。②患者机体处于高代谢状态,能量消耗大,应给予患者高热量、高蛋白、高维生素及富含矿物质的饮食,每天饮水 2000~3000 ml 以补充水分,减少粗纤维及刺激性饮料或食物的摄入。③停服抗甲状腺药物。

目前病情观察要点包括:①观察意识、生命体征、出入量、末梢循环情况;②及时复查血常规、甲状腺功能、电解质、肝肾功能等;③注意有无高热、心率加快、胃肠道反应,警惕甲状腺危象发生。

【诊治与护理经过】 入院后医嘱停止抗甲状腺药物治疗,予心得安 10 mg,tid,控制甲亢的症状;左氧氟沙星 0.5 g,bid,口服抗感染治疗;地榆升白片 3 片,tid,口服升白细胞治疗;易善复 2 粒,tid,口服保肝治疗。患者经上述药物治疗后疗效显著,1 周后患者心慌症状改善,血常规及肝功能恢复正常,上呼吸道感染症状控制,无明显咳嗽、咳痰,体温恢复正常,体重增加 1 kg。请核医学科会诊,决定为患者行甲状腺放射性碘治疗,给予放射性碘 10 mci 口服,服药后无特殊不适。

问题 2

甲状腺同位素治疗的护理要点有哪些?

①护士在解释治疗目的的、取得患者理解配合的基础上,详细交代服药时要将药物全部咽下,不可将药物漏出口腔;②服药后 2 小时方可进食,之后多饮水,以促进放射性碘排出,治疗后忌吃含碘丰富的海产品;③治疗后 3 天内每次便后至少冲洗 3 次,避免大小便污染便池;④不随地吐痰,所有废物应放入纸篓;⑤三天内避免去公共场所,与家庭成员的接触距离应保持在 1~1.5 米;⑥避免与孕妇、婴幼儿长时间接触,夫妻间避免密切接触;⑦1 周内可含话梅等硬而酸的食物,或含服维生素 C 以刺激唾液腺分泌,促进聚集在唾液腺的放射性碘排出;⑧注意休息,避免感冒和精神刺激,不随意按压颈部肿大的甲状腺;⑨治疗后定期复诊,观察甲状腺功能改善情况。

放射性同位素 ^{131} 碘治疗：利用甲状腺摄 ^{131} 碘后释放 β 射线，破坏甲状腺滤泡上皮而减少甲状腺激素的分泌。可引起甲状腺功能减退、放射性甲状腺炎等并发症，个别患者可诱发甲状腺危象，有时可加重浸润性突眼。但因放射性同位素 ^{131} 碘治疗安全简便，费用低廉，效益高，治疗有效率达 95%，临床治愈率达 85% 以上，复发率小于 1%，现已是欧美国家治疗成人甲亢的首选疗法。

经过治疗和护理，患者服用放射性同位素治疗后一般情况良好，无甲状腺危象等症状发生，准备出院。

问题 3

如何指导患者出院后做好自我监测？

该患者病程较短，住院治疗效果满意。指导患者出院后进行自我护理：①注意休息，保持身心愉快，避免过度劳累、情绪激动、精神紧张，预防呼吸道感染；②每日自测脉搏，定期测量体重、体温，自我观察症状、体征，严禁用手挤压甲状腺，以免甲状腺激素分泌过多而加重病情；③定期门诊随访甲状腺功能，一旦出现高热、恶心、呕吐、腹泻等症状，应警惕甲状腺危象的可能，及时就诊。

评析与总结

甲状腺功能亢进症是一种甲状腺腺体本身产生甲状腺激素（TH）过多而引起的甲状腺毒症，典型临床表现有甲状腺毒症表现、甲状腺肿及眼征等。在护理此类患者时，护士应根据患者不同治疗方案给予不同的监测指导。若患者进行口服药物治疗，应提高对治疗的依从性，指导长期规律服药，严禁自行停药或更改剂量；定期检查血常规、肝功能等实验室指标，监测药物副作用。若患者接受放射性同位素 ^{131} 碘治疗，应加强治疗前、中、后各个时期的观察护理及随访监测。该患者病程短，在药物治疗失败的基础上接受了同位素治疗，效果满意。应向其强调日常饮食、情绪等自我管理的重要性，同时加强随访，自觉避免感染、劳累、情绪激动等诱发因素，避免甲状腺危象等严重并发症的发生。

案例二 糖尿病

【一般资料】 患者，女性，65 岁，小学文化，退休工人。

【主诉】 口干、多饮伴消瘦 16 年，右足破溃伴疼痛半月余。

【病史】 患者 16 年前出现口干，伴多饮、多尿，体重下降约 10 kg，查空腹血糖为 10 mmol / L 左右，诊断为"2 型糖尿病"；口服达美康 1 片，bid，未正规监测血糖。3 年前开始改为胰岛素治疗：优泌乐 25，早 20 u、晚 12 u 餐前皮下注射，血糖控制不佳；近 3～4 个月又改用诺和锐 30，早 20 u、中 10 u、晚 12 u 餐前皮下注射，空腹血糖控制在 10 mmol / L 左右，餐后血糖在 16 mmol / L 左右。半月前右足第二趾出现破溃，有红肿疼痛，伴淡黄色渗出液，至当地诊所行局部换药，破溃无明显好转。前两日出现畏寒发热，当时体温未测，现为进一步诊治收住院。患者发病以来卧床休息为主，近 3 日饮食正常，因足趾破溃疼痛睡眠质量较差，大小便正常。8 年前因急性心肌梗死植入 2 枚支架，1 年前再次因急性心肌梗死植入 2 枚支架，一直口服波立维 75 mg，qd；拜阿司匹林 75 mg，qn；立普妥 20 mg，qn；倍他乐克 25 mg，qd；依姆多 60 mg，qd，血压控制在 120 / 80 mmHg 左右。平时生活能自理，饮食规律，以米面为主，每天进行家务、散步等活动。患者自觉病情较重，心理焦虑，缺乏疾病相关认知。患者与老伴同住，老伴体健。有一子两女，对患者很关心。患者有城镇职工医保。

【护理体检】 T 37.4℃，P 84 次 / 分，R 20 次 / 分，BP 106 / 78 mmHg，身高 1.63 m，体重 70 kg。神清，精神状态一般，轮椅推入病房。全身皮肤黏膜无黄染。四肢肌力正常，右下肢轻度水肿，右足第二趾红肿、疼痛，侧面可见 0.5 cm × 0.5 cm 破溃，色淡红，伴少量淡黄色渗出液，有异味，双侧足背动脉搏动减弱。

【实验室及其他检查】 尿微量白蛋白 / 尿肌酐 194.9 mg / g；糖化血红蛋白 10.4%；右足正侧位摄片示：右足第 2 趾骨中节大部分骨质破坏，考虑糖尿病性足病改变，右足第 2 趾骨近节病理性骨折，其远端外侧旁长条形密度增高影。

【医疗诊断】 2 型糖尿病，糖尿病足；冠状动脉粥样硬化性心脏病，冠脉支架植入术后，心功能 Ⅱ 级。

该患者目前病情观察与护理的要点有哪些?

　　根据病史判断,患者糖尿病病程长,血糖控制欠佳,存在大血管、微血管等严重慢性并发症,缺乏足够的自我管理知识,未常规进行糖尿病足部保护,导致足部血供不足合并破溃感染引起糖尿病足病的发生。①入院后安置患者卧床休息,足部伤口生理盐水清洗后外敷渗液吸收贴,适当抬高右下肢,给予低盐、低脂糖尿病饮食,胰岛素泵控制血糖,每日血糖监测8次。②目前病情观察要点:血糖波动情况;体温、脉搏、呼吸、血压等生命体征变化;足部伤口渗出、感染及疼痛情况;患者全身营养状况。

🔧 知识连接

　　糖尿病足是指糖尿病神经病变(末梢神经感觉障碍及植物神经损害)、下肢血管病变(动脉硬化引起周围小动脉闭塞症或皮肤微血管病变),以及细菌感染所导致的足部疼痛、足部溃疡及足坏疽等病变。Wagner 分级法将糖尿病足分为 6 级,即 0 ~ 5 级:

　　0 级:有发生足溃疡的危险因素,目前无溃疡。

　　1 级:为表面溃疡,临床上无感染。

　　2 级:为较深的溃疡,常有软组织炎,无脓肿或骨的感染。

　　3 级:为深度感染,伴有骨组织病变或脓肿。

　　4 级:为局限性坏疽。

　　5 级:为全足坏疽。

【诊治与护理经过】 入院后医嘱予胰岛素泵持续皮下注射控制血糖;头孢迪嗪 2.0 g,bid,静滴抗感染;凯时 10 μg,qd,营养神经改善微循环;局部换药;行足部摄片检查并请骨科会诊。

問題 2

此阶段护士对伤口的观察和处理要点有哪些?

　　控制感染、增加血供以及创造最佳的创伤愈合环境是有效促进创伤愈合的最基本措施。根据渗出情况每 1 ~ 3 天换药 1 次,正确选择敷料,生理盐水清洗创口,渗液吸收贴覆盖创口保持干燥,同时以软垫类材料分开两趾减轻创面压力。

予低盐、低脂、糖尿病饮食。3 天后患者足趾溃疡红肿好转、渗出减少、无异味，主诉疼痛症状减轻，血糖波动在 3~15 mmol/L，体温波动在 36.7~37.3℃。患者卧床，抬高右下肢。15 天后，患者体温无异常，空腹血糖控制在 6.0~8.3 mmol/L，餐后 2 小时血糖控制在 9.0~12.1 mmol/L，降糖方案调整为胰岛素笔皮下注射诺和锐 30。

问题 3

胰岛素注射期间护士如何给予针对性的健康教育？

使用胰岛素皮下注射控制患者血糖，告知患者所用胰岛素的剂型、每餐注射剂量、注射时间及注射相关注意事项：①注射前充分摇匀胰岛素；②一次性使用胰岛素注射针头并排气；③正确选择注射部位，并注意注射部位的轮换；④正确保存胰岛素和胰岛素笔；⑤胰岛素注射与进食时间、运动配合；⑥告知患者胰岛素注射可能出现的不良反应。

24 天后，患者食纳好，大小便正常，睡眠较好，血糖控制平稳，体温正常，血压平稳，右足创面基本愈合，医嘱予出院。

问题 4

如何指导患者做好出院后的自我管理？

患者糖尿病病程长，病情一直未得到很好的控制，定期随访监测是出院后护理的重点。指导患者做好疾病的自我管理：①选择合适的鞋袜，做好足部护理；保持创面的清洁干燥直至完全愈合。②增加对疾病的认识，做好心理调适，以积极乐观的态度配合治疗。③低盐、低脂、糖尿病饮食：限定总热量，均衡营养膳食，定时定量进餐；鼓励多食魔芋、荞麦等富含纤维素的食物，保持大便通畅；减少食盐及脂肪的摄入。④选择适宜的运动方式，减轻足底压力：如散步、打太极拳等有氧运动，饭后 1 小时左右进行，每次 30~40 分钟。⑤病情随访：定期监测血糖、糖化血红蛋白、尿微量白蛋白、眼底、血压、血脂、腰围、臀围和体重等指标，强调血糖、血脂、血压综合控制达标的重要性。⑥定期复诊，了解疾病控制情况，及时调整治疗方案。严格遵医嘱按时、按量服药及注射胰岛素，不可擅自增减剂量或停药，注意观察药物副作用。定期评估糖尿病足的发生风险。

　　据最新流行病学调查结果显示：在我国 20 岁以上的人群中，糖尿病患病率为 9.7%，而糖尿病前期的比例更高达 15.5%，相当于每 4 个成年人中就有 1 个高血糖状态者。糖尿病及其并发症给人类健康和社会发展带来了严重的负担；糖尿病复杂的发病过程使人类至今尚未找到根治的方法，这就意味着患者需要终身接受治疗；糖尿病患者的行为和自我管理能力是糖尿病控制是否成功的关键。本例患者糖尿病病程 16 年，病情控制不佳，仍缺乏疾病相关认知，无自我管理意识，导致出现一系列严重并发症：冠心病、糖尿病足等。护士应结合患者实际情况，积极做好糖尿病的三级预防，强调正规监测血糖的重要性。与患者本人及家属一起制定可执行的个体化控制目标，同时进行跟踪随访，在充分平衡血糖控制利弊的基础上强调其足部的保护以及心血管危险因素的监测，最终提高患者的生活质量。近年来，系统化管理糖尿病，评价、规范并提高糖尿病患者健康教育的有效性一直是护理人员的研究热点。

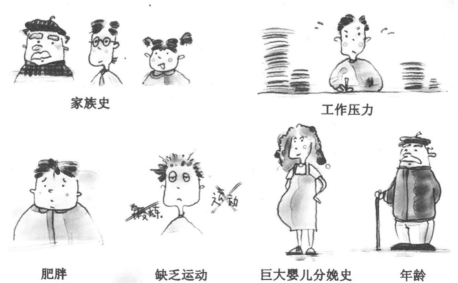

糖尿病发病的高危因素

家族史　　　　　　　　　　　工作压力

肥胖　　　　缺乏运动　　　巨大婴儿分娩史　　　年龄

案例三　糖尿病酮症酸中毒

【一般资料】　患者，女性，70岁，初中文化，退休工人。

【主诉】　口干、多饮伴恶心、呕吐3天。

【病史】　患者5天前受凉后出现轻微咳嗽、无痰，未予特殊处理。3天前出现口干、多饮伴恶心、呕吐，呕吐物为胃内容物，伴发热、乏力、纳差，于当地医院就诊，查血糖17.6mmol/L，予"迪泰、韦迪、胃复安"治疗，病情无好转，仍恶心、呕吐，不能进食，来院急诊，查随机血糖18.5mmol/l，尿酮体++++，尿糖++++，血pH7.30。患者发病以来卧床休息为主，需协助床上使用便器。近3日基本未进食，睡眠较差，小便正常，大便3日未解。既往有"高血压"病史8年，服用"瑞泰"治疗，平时血压控制在140/80mmHg左右。平时生活能自理，饮食规律，以米面为主，一日三餐，每天进行散步、太极拳等活动。患者自觉病情较重，心理焦虑，缺乏疾病相关认知。与老伴同住，老伴体健。育有2女，对患者很关心。有城镇职工医保。

【护理体检】　T39.3℃，P90次/分，R20次/分，BP160/80mmHg，身高1.55m，体重56kg。神清，精神萎靡，平车推入病房。全身皮肤黏膜无黄染。呼气有烂苹果味。两耳听力下降。两肺呼吸音粗，右下肺闻及少量湿性啰音。腹部检查无异常。四肢肌力正常。

【实验室及其他检查】　随机血糖：18.5mmol/L。尿常规：酮体++++，尿糖++++；血白细胞14.6×10^9/L。血气分析：pH7.30。糖化血红蛋白：11.7%。尿微量白蛋白/尿肌酐：229mg/g。胸部X线检查：肺纹理增粗。

【医疗诊断】　2型糖尿病，糖尿病酮症酸中毒；肺部感染；原发性高血压。

该患者符合糖尿病酮症酸中毒的表现有哪些？应给予哪些紧急救护措施？

患者发生了糖尿病常见而严重的急性并发症：糖尿病酮症酸中毒（DKA），程度为中度。判断依据有：患者 5 天前受凉后出现轻微咳嗽、无痰，存在肺部感染的诱因；目前表现为口干、多饮，伴恶心、呕吐，乏力、纳差，呼气有烂苹果味（丙酮味）；实验室检查随机血糖 18.5 mmol/l，尿酮体 ++++，尿糖 ++++，血 pH 7.30。

安置患者绝对卧床，物理降温，定时翻身，低浓度给氧，补液降糖，抗感染治疗。紧急救护措施：①静脉补液：纠正失水，恢复肾灌注。立即建立 2 条静脉通路大量补液，首先补充 0.9%NS，当血糖 < 13.9 mmol/L 时，改用 5%GS 或 5%GNS；第一个 24 小时输液总量可达 4000～5000 ml。②小剂量胰岛素持续静脉滴注：开始剂量 0.1U/（kg·h），每 1～2 小时监测血糖 1 次，根据血糖下降情况调整胰岛素用量；当血糖降至 13.9 mmol/L 时，胰岛素剂量减至 0.05～0.1 U/（kg·h）。同时密切观察意识、出入量、生命体征，定时监测血糖、尿酮体、血电解质、血常规及血气分析结果。观察呼吸改善情况及皮肤情况。

🌀 知识连接

糖尿病酮症酸中毒依据临床表现可分为轻度、中度和重度（中国 2 型糖尿病防治指南 2013 版）。轻度仅有酮症而无酸中毒（糖尿病酮症）；中度除酮症外，还有轻至中度酸中毒；重度是指酸中毒伴意识障碍，或虽无意识障碍，但二氧化碳结合力低于 10 mmol/L。

【诊治与护理经过】 入院后医嘱予补液（每日约 3500～4000 ml），小剂量胰岛素持续静脉滴注控制血糖。头孢迪嗪 2.0 g，bid 抗感染；瑞泰 1 片，qd 降血压；脂肪乳、氨基酸营养支持治疗。低盐、低脂、糖尿病饮食。2 天后患者食欲好转，尿酮体转阴性，空腹血糖波动在 2.9～8.7 mmol/L，餐后 2 小时血糖波动在 8.5～12.7 mmol/L，体温波动在 36.3～37.1℃。床边活动。

问题2

此阶段护士应重点关注什么？如何早期识别和处理可能出现的风险？

　　患者为老年女性，既往有高血压病史，因老年人对低血糖耐受性差，特别是该患者有高血压的心脑血管风险，低血糖可以诱发心、脑血管事件，甚至导致死亡。因此在酮症酸中毒纠正后的血糖调整期，护士应重点关注有无低血糖的发生。糖尿病患者血糖 ≤ 3.9 mmol/L，即为低血糖。临床上应加强血糖监测，注意观察患者有无交感神经兴奋（如心悸、焦虑、出汗、饥饿感等）和中枢神经系统症状（如神志改变、认知障碍、抽搐和昏迷）。老年患者发生低血糖时常表现为行为异常或其他非典型症状。

　　当发现患者有低血糖症状时：①立即监测血糖以确定低血糖；②及时给予 15 g 葡萄糖粉或含糖（或淀粉）15 g 的食物或饮料；观察低血糖症状缓解情况，并于 15 分钟后复测血糖以评价治疗效果；③如果低血糖症状持续存在则重复以上治疗，直至患者血糖恢复正常、症状缓解；必要时遵医嘱静脉注射 50% 葡萄糖液 40~60 ml；低血糖症状缓解后适量进食碳水化合物；④分析低血糖的原因。

　　5 天后，患者体温正常，血糖控制在 6.0~12.0 mmol/L。降糖方案调整为来得时 10 U，qd 皮下注射；拜唐苹 50 mg，tid 口服治疗。

问题3

病情恢复期，护士应该如何给予针对性的健康教育，如何提高健康教育的有效性？

　　①患者缺乏相关疾病知识，思想负担重，护士应及时告知患者恢复期的治疗目的是调整血糖、筛查并发症，解除其顾虑。②针对老年糖尿病患者的特点，血糖控制目标应遵循个体化原则，可略高于一般中年糖尿病患者。③配合医嘱，首先帮助患者做好接受胰岛素注射治疗的准备，详细讲解注射的步骤及风险管理；其次做好口服药物的健康指导，强调用药方法和时间的准确性，拜唐苹应随第一口饭嚼服。再次做好血糖监测的教育，如监测时间、频率等。④以护理程序为核心，通过一对一个人指导、小组教育、教育者或病友的亲自示范、食物模型等教具来提高健康教育的效率。对患者教育时可邀请其老伴、女儿共同参与。

　　10 天后，患者食纳好，大小便正常，睡眠较好，血糖控制良好，体温正常，血压平稳，给予出院。

针对该患者，如何指导其做好出院后的自我管理？

患者住院期间能做到糖尿病饮食，遵医嘱用药，但患者既往缺乏糖尿病疾病知识，故应强化控制糖尿病并发症的重要性，增加其对疾病的认知，以积极乐观的态度做好出院后自我管理：①调整饮食，均衡膳食，定时定量进餐；减少食盐及脂肪的摄入。②鼓励和老伴一起坚持散步、慢跑、做广播操、打太极拳等有氧运动，循序渐进，量力而行。③病情随访：定期监测血糖、糖化血红蛋白、尿微量白蛋白、眼底、血压、血脂、腰围、臀围和体重等指标。定期复诊，了解并发症控制情况，及时调整治疗方案。④严格遵医嘱按时、按量服药及注射胰岛素，不可擅自增减剂量或停药；严防低血糖的发生。⑤掌握低血糖、酮症酸中毒、非酮症高渗性昏迷等急性并发症的临床表现。⑥观察方法及处理措施；熟悉外出旅游、就餐、生病等特殊状态下的疾病管理。

知识连接

糖尿病酮症酸中毒是糖尿病控制不达标引起的常见急性并发症之一，2 型糖尿病理想的控制目标包括：

检测指标		目标值
血糖 mmol / L	空腹	4.4 ~ 7.0
	非空腹	10
HbA1c(%)		< 7.0
血压 (mmHg)		< 140 / 80
总胆固醇 (mmol / L)		< 4.5
HDL-C(mmol / L)	男性	> 1.0
	女性	> 1.3
甘油三酯 (mmol / L)		< 1.7
LDL-C(mmol / L)	未合并冠心病	< 2.6
	合并冠心病	< 1.8
体重指数 (kg / m²)		< 24
尿白蛋白 / 肌酐比值 (mg / mmol)	男性	< 2.5(22mg / g)
	女性	< 3.5(31mg / g)
尿蛋白排泄率		< 20 μg / min(30mg / 24h)
主动有氧活动（分钟 / 周）		≥ 150

　　心、脑血管并发症是老年糖尿病死亡的主要原因，约 80% 的老年糖尿病患者死于心血管合并症。中国 2 型糖尿病防治指南指出：对年龄较大、糖尿病病程较长和已经发生了心血管疾病的 2 型糖尿病患者，应在个体化血糖控制的基础上采取降压、调脂(主要是降低 LDL-C)和应用阿司匹林的措施来减少心血管疾病反复发生或死亡，并减少糖尿病微血管病变发生的风险。尽管血糖控制是重要的，但减少其心脑血管风险和事件的治疗所获得的益处甚至大于严格控制血糖。

评析与总结

　　糖尿病酮症酸中毒（DKA）是糖尿病最常见的急性并发症，近年临床观察在老年糖尿病者中亦有发病增加趋势。临床以发病急、病情重、变化快为特点。在胰岛素应用于临床之前，本症是糖尿病死亡的主要原因。随着糖尿病知识的普及与胰岛素的广泛应用，DKA 的发病率已明显下降。DKA 经过及时抢救治疗，其预后多数良好。护士应熟练掌握各项抢救技能：足量补液，小剂量胰岛素治疗，纠正电解质及酸碱平衡失调，防治诱因和处理并发症。特别在抢救过程中能通过观察患者神志、呼吸、尿量，监测血糖、尿酮、电解质等来判断病情，给予对症护理，同时应做好口腔、皮肤的基础护理。本案例患者年龄大（70 岁），存在心血管合并症（高血压），同时缺乏糖尿病知识。应根据患者实际情况，制定个体化的控制目标，强调日常自我管理的重要性，如出现极度乏力、烦渴、尿多、恶心、呕吐、急腹症、感染等症状，应及时就医，警惕 DKA 的发生。

酮症酸中毒典型临床表现

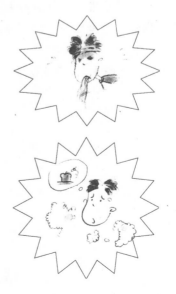

☞ **消化系统：**
食欲不振、恶心、呕吐，
少数病人可出现腹痛

☞ **呼吸系统：**
呼出气体类似烂苹果气
味的酮臭味，呼吸深大

案例四　骨质疏松症

【一般资料】　患者，女性，72岁，初中文化，退休职工。

【主诉】　腰背部疼痛4年，加重10天。

【病史】　患者4年前无明显诱因出现腰背部疼痛，活动后加重，无肢体麻木、乏力，未重视。症状逐渐加重，曾来院查核素骨显像ECT组套示：胸7椎体骨代谢增高，未予药物治疗。10天前，患者腰背部疼痛加重，复查核素骨显像ECT组套示：右侧第4、5前肋及左侧第5前肋、第7胸椎异常放射性浓聚灶。今日来院门诊就诊，拟"骨质疏松症"收住入院。患者病程中身高下降约6 cm。既往有"慢性支气管炎"病史20年，好发于冬春交替及受凉后，予抗感染等治疗可缓解。患者平时生活自理，饮食规律，以米面为主，一日三餐，从未有意识地补钙和晒太阳。近3日因疼痛睡眠质量较差，日常活动减少，大小便正常。患者自觉病情较重，心理焦虑。平日患者除疾病发作主动就医外，基本无健康保健意识，缺乏疾病相关认知。与老伴同住，老伴体健，有一儿一女，对患者很关心。有城镇职工医保。

【护理体检】　T 36.3℃，P 70次/分，R 16次/分，BP 118/70 mmHg，身高1.53 m，体重40 kg。神清，精神可，步入病房。全身皮肤黏膜无黄染。桶状胸，双肺呼吸运动对称，语颤减弱，双肺叩诊过清音，听诊呼吸音低。脊柱畸形，驼背，腰椎部压痛，四肢肌力4级。

【实验室及其他检查】　胸片：慢支，两侧胸膜增厚。全身核素骨显像ECT示：胸7椎体骨代谢增高；右侧第4、5前肋及左侧第5前肋、第7胸椎异常放射性浓聚灶。胸椎、腰椎侧位片结果示：腰椎退变，L5/S1椎间隙狭窄，胸椎退变，T7楔形变。

【医疗诊断】　骨质疏松症；胸椎压缩性骨折；慢性支气管炎；慢性阻塞性肺气肿。

问题 1

有哪些因素可能导致了该患者的骨质疏松？骨质疏松症给患者带来了哪些严重后果？目前病情观察的要点是什么？

①从一般情况判断该患者存在的骨质疏松危险因素包括：老龄（72岁）、女性绝经、低体重（40 kg）、COPD病史等。但患者无相关疾病保健意识：日常生活中钙和 / 或维生素 D 缺乏（光照少或摄入少），一再拖延病情。②目前入院判断导致的结果有：腰背部疼痛无法忍受、脊柱畸形、驼背、身高下降约 6 厘米；其导致的严重后果是胸椎的压缩性骨折。③目前病情观察要点：患者腰背部疼痛程度及动态变化情况。

【诊治与护理经过】　入院后医嘱予皮下注射密盖息 50 IU，qd，抑制破骨细胞活性；口服阿尔法 D30.25 μg，bid，补充维生素；钙尔奇 D600 1 片，qd，补钙治疗。富钙、低盐饮食。

问题 2

该患者用药过程中的护理要点有哪些？

做到及时正确用药，观察药物疗效及副作用：密盖息为鲑鱼降钙素注射液，临床使用前必须进行皮肤试验，试验阴性后方可使用。使用过程中可以出现恶心、呕吐、头晕、轻度的面部潮红伴发热感，做好患者解释工作，如有不适及时汇报医生并处理。钙剂服用最佳时间为晚上临睡前，服用钙剂要多饮水，减少泌尿系结石的机会。

3 天后患者诉腰背部疼痛症状较前减轻，睡眠好转，开始床边活动。7 天后，患者诉腰背部疼痛症状较前进一步减轻，病室内活动。密盖息改为鼻喷剂 200 IU，qd，其余治疗不变。

问题 3

此阶段健康教育的主要内容应是什么?

　　该患者有"慢性支气管炎"病史 20 年,反复发作,桶状胸,护士应重点关注患者呼吸功能。告知其季节交替应避免受凉、感染等慢性阻塞性肺气肿的诱发因素,避免呼吸功能下降引发呼吸困难甚至呼吸衰竭。同时应强调预防跌倒、预防再发性骨折的重要性,发生过一次脆性骨折后,再次发生骨折的风险明显增加。特别对于老年人,发生髋部骨折往往是致命的。

🞡 知识连接

　　胸、腰椎压缩性骨折,脊椎后弯,胸廓畸形,可使肺活量和最大换气量显著减少。老年人多数有不同程度肺气肿,肺功能随着增龄而下降,再加上骨质疏松症所致胸廓畸形,患者往往可出现胸闷、气短、呼吸困难等症状。

　　13 天后,患者诉腰背部疼痛症状较入院明显好转,食纳好,大小便正常,睡眠较好,医嘱予以出院。

问题 4

结合患者自身状况,如何指导患者做好出院后的自我管理?

　　患者住院期间对疾病建立了一定的认知,但要对其强调骨质疏松症治疗时间较长、收效慢、疼痛等症状会影响生活自理能力,鼓励其做好心理调适,以积极乐观的态度配合治疗。①严格遵医嘱按时、按量服药,其中鲑鱼降钙素非骨质疏松长期推荐用药,要求患者严格遵医嘱复诊,完善相关检查,制定下一步治疗方案。②患者出院后饮食管理:补充足够的蛋白质,多进食富含异黄酮类食物,如大豆等对骨量保持有一定作用;还应适当增加含钙丰富的食物,如乳制品、海产品等;增加富含维生素 D、维生素 A、维生素 C 及含铁的食物,以利于钙的吸收;少饮酒、咖啡、浓茶,不吸烟。③增加户外运动,适当日晒,增加维生素 D 生成;运动首选逐渐加量的负重训练,老年人可选择慢跑、爬楼梯和打太极拳等。④避免骨折和再发性骨折的发生:户外活动、夜间起床等应倍加小心,减少和避免跌倒等伤害,以免引起骨折。一旦发生骨折,应及时送往医院医治。

评析与总结

　　骨质疏松症是以骨强度下降、骨折风险性增加为特征的骨骼系统疾病，多见于绝经后妇女和老年人。但骨质疏松症往往在发生骨折后才被诊断和发现，一般公众对此慢性疾病均缺乏基础的认知。如本例患者出现了典型的骨质疏松性骨痛，却未引起足够重视，更未采取任何防治措施，导致病情的延误。因此临床护士应能识别骨质疏松症的疼痛、脊柱变形、骨折等典型临床表现。护理此类患者时应能判断并解决患者首要的问题，如疼痛对症护理或骨折对症护理。在此基础上，应向患者强调骨质疏松需采取综合防治措施，提高其治疗依从性，特别掌握钙剂的正确服用方法；选择有氧抗阻相结合的运动适当锻炼，增强肌力及关节功能；富钙饮食和增加户外日照均很重要。另外脆性骨折（低能量或者非暴力骨折）是骨质疏松症最常见和最严重的并发症，值得强调的是脆性骨折是可防、可治的。护士应尽可能提高患者及公众的认知水平，以预防骨折及再发骨折的发生，这也是防治骨质疏松症的最终目的。

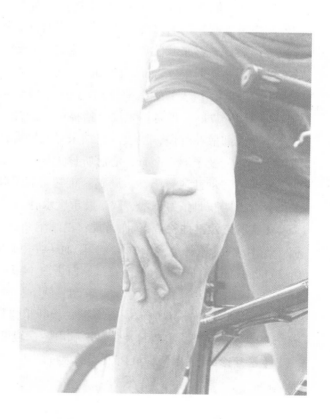

第七章

风湿性疾病

案例一　系统性红斑狼疮

【一般资料】　患者，女性，23 岁，高中文化，农民。

【主诉】　面部红斑 1 月，全身水肿半月余，抽搐 1 次。

【病史】　患者入院前 1 月余无明显诱因出现面部红色斑疹，阳光照射后皮肤灼热感，脱发增多，并渐出现小腿水肿，发热，体温 37.8℃左右，无关节痛，于我院门诊查抗核抗体(ANA) 均质型 1:3200，抗 U1-snRNP、抗 SmD1、抗核小体抗体、抗 SSA 抗体、抗 SSB 均阳性，抗双链 DNA 阳性（1:320）。门诊予"美卓乐 8mg bid，羟氯喹 0.1g qd"治疗，面部红斑较前好转。半月前出现双下肢水肿进行性加重，伴乏力，偶有胸闷。门诊查尿常规：隐血 3+，尿蛋白 4+，尿白细胞 +。入院前夜间患者无明显诱因出现四肢抽搐，当时神志不清伴双眼上翻、口吐白沫，持续数分钟后好转，来我院急诊就诊，为进一步诊治入住我科。既往身体健康，否认有食物、药物过敏史，否认有输血史。患者未婚，由其父母陪同来就诊，有农保。

【护理体检】　T 37.2℃，P 88 次 / 分，R 18 次 / 分，BP 158 / 113 mmHg，身高 1.64 m，体重 77 kg。患者神志清，精神可，发育正常，营养中等，步入病房，查体合作。面部散在红斑，浅表淋巴结未触及肿大，双侧眼睑水肿，口腔无溃疡。两肺听诊未闻及干湿性啰音，心脏听诊无异常。腹平软，无压痛、反跳痛，肝脾肋下未及，移动性浊音阳性，肠鸣音正常。双下肢关节有轻度肿胀、压痛，活动未见异常，四肢肌张力正常，双下肢重度水肿。

【实验室及其他检查】　血常规：白细胞 $3.2 \times 10^9 / L$，血红蛋白 90 g / L，血小板 $75 \times 10^9 / L$。尿常规：蛋白 +++，隐血 +++。血生化：尿素氮 28.13 mmol / L，肌酐 235.2 μmol / L，尿酸 763 μmol / L，白蛋白 14.9 g / L，钾 6.1 mmol / L。心脏超声：轻度二尖瓣、三尖瓣关闭不全。胸部 CT：两下肺少许感染可能。肾脏输尿管 B 超：双肾皮质回声增强，双侧输尿管不扩张。肝胆脾彩超：肝胆脾未见明显异常，腹腔积液。肾脏穿刺：狼疮肾炎Ⅳ型。脑电图：轻度异常脑电图。

【医疗诊断】　系统性红斑狼疮：狼疮脑病，狼疮性肾炎；肾功能不全；高钾血症。

问题 1

目前患者最主要的护理问题是什么？判断依据有哪些？如何护理？

　　目前该患者最主要的护理问题是体液过多，与狼疮性肾炎引起肾功能不全有关。判断依据有：①患者眼睑有水肿、腹部叩诊有移动性浊音、双下肢重度水肿。②腹部超声显示有腹腔积液。

　　护理措施包括：①嘱患者卧床休息，半卧位，抬高下肢；②做好皮肤护理，预防压疮；③予低盐适量优质蛋白质饮食，限制水钠摄入；④遵医嘱给予利尿剂，观察疗效与副作用；⑤定时测量生命体征、体重，观察水肿的程度、尿量、尿色，监测尿常规、血清电解质、肾功能的改变；⑥关注心电图的变化，警惕高钾血症引起的心律失常。

问题 2

如何早期发现狼疮脑病？狼疮脑病的护理要点有哪些？

　　狼疮脑病又称神经精神狼疮，其出现提示疾病处于活动期，病情严重且预后不佳。若患者出现偏头痛、性格改变、记忆力减退或轻度认知障碍等，需立即通知医生，警惕狼疮脑病的发生，重者可表现为脑血管意外、不同程度的意识障碍、癫痫持续状态及颅内高压等。

　　狼疮脑病的护理要点包括：①做好基础与生活护理，预防压疮、预防尿路感染及口腔感染，谵妄躁动者防止坠床和自伤，防止烫伤。②给予高维生素、高热量饮食，补充足够的水分，遵医嘱鼻饲流质。③保持呼吸道通畅，及时清除口鼻分泌物和吸痰。④病情监测：严密监测意识、瞳孔的变化，准确记录出入量，预防脑疝发生。⑤备好抢救器材，随时做好专科抢救准备。

　　【诊治与护理经过】　入院后医嘱予大剂量激素甲强龙冲击治疗3天，前列地尔改善微循环，奥美拉唑保护胃黏膜，罗盖全预防骨质疏松，低分子肝素钠抗凝，速尿利尿。经治疗3天后患者症状有所改善，为评估患者肾脏损伤的情况，予局麻下行肾脏穿刺检查，病理结果提示狼疮肾炎Ⅳ型（弥漫增殖型）。继续巩固治疗护理2周后，患者双下肢轻度水肿，体重降至65 kg。复查血常规：白细胞 6.74×10^9/L，红细胞 2.71×10^{12}/L，血红蛋白 84 g/L，血小板 252×10^9/L；血钾 3.6 mmol/L，钠 136.8 mmol/L，氯 106.0 mmol/L，钙 2.04 mmol/L，肌酐 175.8 μmol/L，尿素氮 16.08 mmol/L，谷丙转氨酶 20.4U/L，谷草转氨酶 18.0U/L。目前患者病情稳定，肾功能逐渐恢复，拟下周出院。

如何对患者进行糖皮质激素的用药指导?

　　系统性红斑狼疮患者需长期服用糖皮质激素，做好详细的用药指导非常重要。①该药具有较强的抗炎和免疫抑制作用、抗过敏、能迅速缓解症状，但也可引起继发感染、无菌性骨坏死，长期使用可引起医源性库欣综合征，加重或引起消化性溃疡、骨质疏松等。②指导患者在用药期间予低盐、高蛋白、高钾、高钙饮食，补充钙剂和维生素 D，定期监测血糖、尿糖、电解质变化，做好皮肤和口腔护理。③该患者为年轻女性，未婚，比较顾虑长期用药引起体型改变，应及时跟患者沟通，了解其心理状态，指导患者家属支持、督促患者，强调按医嘱服药的必要性，不可自行停药或减量过快，以免引起"反跳"现象。

如何指导患者出院后的自我管理?

　　系统性红斑狼疮是慢性自身免疫性疾病，会伴随患者终身，因此患者出院后的自我管理尤为重要，对疾病的预后有极大的影响。①向患者及家属介绍疾病缓解期，患者可逐步活动，但要注意劳逸结合、避免过度劳累。避免一切诱因或加重病情的因素，如日晒、寒冷、妊娠分娩、口服避孕药及手术等。②保持皮肤的清洁干燥，避免接触刺激性的物品，不滥用外用药或化妆品，切忌挤压、搔抓皮疹或皮损部位。③坚持严格遵医嘱用药，不可擅自改变剂量或停药，保证治疗计划落实。介绍所用药物的名称、剂量、给药时间和方法等，并教会其观察药物疗效和不良反应。④出院后定期门诊复查。

评析与总结

　　SLE 是一种具有多系统损害表现的慢性自身免疫病。病程迁延，病情反复发作，以育龄期女性多见。其急性期死亡的主要原因是多脏器损害和感染。对于某些病情严重、并发全身性严重感染、重症血小板减少性紫癜，可以静注大剂量免疫球蛋白。慢性肾功能不全、药物的不良反应及冠心病是其远期死亡的主要原因。该患者诊断为狼疮脑病、狼疮性肾炎，入院时重度水肿伴腹水，病情危重，做好病情观察，早期发现病情变化非常关键。患者为初发狼疮且为重型，病情平稳后应向患者及家属特别强调规范的激素治疗方案、狼疮并发症可能会出现的身体变化等，指导患者自觉做好自我管理，以改善预后，提高生活质量。

案例二　类风湿关节炎

【**一般资料**】　患者，女性，75岁，小学文化，退休工人。

【**主诉**】　反复多关节肿痛20年，加重1月。

【**病史**】　患者20年前出现双膝、双踝、双腕、双手近端指间、掌指、双侧肩关节肿痛，有晨僵，持续1小时左右，活动后好转，余无其他不适，起初未正规治疗。8年前患者因全身多关节肿痛加重，就诊于当地医院，予"英太青"（具体用法不详）口服，关节肿痛好转。近1月膝关节肿胀明显，不能行走，并伴双膝关节、双腕关节、双手近端指间关节、双肩关节肿痛，晨僵明显，持续1小时左右好转，再至当地医院就诊。予强的松、艾拉莫德等药物治疗，效果不佳，为进一步治疗收住院。病程中患者饮食、睡眠可，二便正常。家庭和睦，有医保。

【**护理体检**】　T 36.6℃，P 82次/分，R 18次/分，BP125/84 mmHg。神志清晰，精神可，发育正常。心肺听诊未闻及异常，腹软，无压痛，脊柱无畸形，双手掌指关节尺侧偏斜，双手近端指间关节肿胀、压痛，左肩关节压痛，活动受限，双膝关节、双踝关节肿胀、压痛，双膝骨擦感明显，双下肢无水肿。

【**实验室及其他检查**】　血常规：血红蛋白72 g/L，血小板370 × 10⁹/L；血沉89 mm/h；类风湿因子110 IU/ml；CRP 21 mg/L；抗CCP抗体1374.9 RU/ml；25羟维生素D 28.2 nmol/ml；胸部CT示：两肺炎症，部分纤维化，以左肺下叶为著，右上肺部分肺不张，右肺上叶小结节灶。

【**医疗诊断**】　类风湿关节炎；肺部感染骨关节炎。

该患者是否属于类风湿关节炎活动期?

　　该患者晨僵大于 1 小时,有大于 4 个以上的关节肿,有大于 4 个以上的关节痛,血沉大于 28 mm/h,符合类风关活动期的表现。

知识连接

　　类风湿关节炎活动期的指征包括:①休息时有中等程度的疼痛;②晨僵大于 1 小时;③有 4 个以上的关节肿胀;④关节触痛大于 4 个关节;⑤血沉大于 28 mm/h 或 CRP>10 mg/L;符合 4 项者可判断为 RA 的活动期。

针对患者关节痛,应如何做好病情观察?

　　关节痛是类风湿关节炎最常见的症状,应注意观察:①疼痛的起始时间,是缓慢发生还是急骤发作,是游走性还是固定部位;②疼痛呈发作性还是持续性,有无明确诱发因素或缓解的方法;③疼痛的严重程度(临床上最常用的是数字式疼痛评定法,即将一条直线等分 10 段,一端"0"代表无痛,另一端"10"代表极度疼痛,患者可选择其中一个能代表自己疼痛感受的数字来表示疼痛程度),疼痛与活动的关系;④疼痛是否影响关节的附属结构(肌腱、韧带、滑囊等);⑤有无关节畸形和功能障碍;⑥有无晨僵,晨僵持续时间,缓解方法等;⑦是否伴随其他症状,如长期低热、乏力、皮疹、蛋白尿等;⑧评估疼痛对病人的影响,病人对控制疼痛的期望和信心;评估病人的精神状态,有无焦虑、抑郁、失望及其程度。

　　【诊治与护理经过】　患者入院时关节疼痛评分为 6 分,嘱卧床休息,取舒适体位,保持关节功能位。创造安静适宜的休养环境;非药物性止痛措施及物理疗法缓解疼痛;遵医嘱使用非甾体抗炎药物。3 天后患者的疼痛评分为 4 分,此时鼓励患者每天定时进行被动和主动的全关节活动及功能锻炼,每次 20~30 分钟,每天 3~4 次。1 周后,患者的疼痛评分为 2 分,鼓励其下床活动,提供辅助工具(如拐杖、助行器、弹簧、沙袋等)训练手的灵活性、协调性,指导做饮食、更衣、洗漱、如厕等日常生活活动的训练,活动强度以患者能承受为限。经过 10 天的治疗护理,患者关节肿胀疼痛均明显好转，疼痛评分为 1 分，准备出院。患者出院仍继续口服非甾体抗炎药及抗风湿药。

问题 3

如何做好非甾体抗炎药的服药指导?

非甾体抗炎药是目前最常用的抗风湿药物，其最常见的不良反应是胃肠道刺激和组织损害，主要表现为消化不良、上腹部不适、腹痛、腹泻、恶心、呕吐、出血和溃疡等；长期使用此类药物可出现肝肾毒性、抗凝作用以及皮疹。因此应告知患者服用非甾体抗炎药时可能出现的主要不良反应，以避免引起不必要的恐慌。最好选择在餐后半小时服药以减轻对胃肠道的刺激，并配合一些保护胃黏膜的药物。定期监测肝肾功能、凝血功能等。

🔵 知识连接

治疗类风湿关节炎的药物有非甾体类抗炎药、缓解病情抗风湿药、糖皮质激素、植物药制剂、生物制剂。近年来，生物制剂靶向治疗已逐渐走进临床，但目前尚存在以下问题：可能产生对单抗的异蛋白反应；可能产生对单抗的抗体导致疗效减低；生物反应；有些制剂近期疗效报告不一；近期疗效肯定者远期疗效不详；价格昂贵等。

评析与总结

类风湿关节炎是一种以慢性对称性周围性多关节炎为主要临床表现的异质性、系统性、自身免疫性疾病。临床表现为关节疼痛、肿胀、活动受限，继而引起软骨破坏，导致关节畸形、功能障碍。治疗的早晚和治疗方案的合理性对预后有重要影响。大多数患者病程迁延、反复发作，病程 3 年内致残率高，若早期积极正确治疗，可使 50%~80% 患者病情缓解。该患者病程迁延漫长，未正规治疗用药，治疗依从性差，做好出院宣教和随访尤为重要。应指导患者坚持遵医嘱用药，以减少复发，监测药物不良反应，定期门诊复查；做好自我管理，自觉避免感染、寒冷、潮湿、过劳等诱因，在疾病缓解期每天有计划地进行锻炼，保护关节功能，可以有效延缓功能损害的进程。

案例三　强直性脊柱炎

【**一般资料**】 患者，男性，32岁，本科文化，公务员。

【**主诉**】 腰背疼痛14年，全身多关节疼痛1周。

【**病史**】 患者14年前出现腰背疼痛，腰部活动受限，久坐后症状加重，活动后好转，夜间翻身困难，有晨僵，持续2小时，于本院就诊，查HLA-B27（+），骨盆X线示骶髂关节炎，诊断为强直性脊柱炎。予柳氮磺吡啶1g，tid；甲氨蝶呤10mg，qw；美洛昔康7.5mg，qd。治疗后患者腰背疼痛好转，数月后自行停用上述药物。7年前患者逐渐出现双髋关节活动受限，仍未予重视。1周前出现颈部不适加重，下颌、左髋、右膝关节、左足跟明显疼痛，予得宝松7mg肌注后左髋关节疼痛好转，但出现右髋关节明显疼痛，活动受限。遂收住入院。日常生活能自理，饮食、二便正常，无烟酒等不良嗜好。患者已婚，育有一子，家庭和睦，有公费医疗。

【**护理体检**】 T 36.6℃，P 80次/分，R 18次/分，BP 145/99 mmHg，身高1.67 m，体重60 kg。神志清醒，发育正常，营养中等，自主体位，扶入病房，检查合作。全身皮肤黏膜无异常，浅表淋巴结未触及肿大。心肺听诊未闻及异常，脊柱后凸畸形，颈椎后仰、转向受限，腰部前倾、后仰、侧弯均受限，双侧"4"字征阳性，骨盆肌压痛阳性，右髋关节屈曲、内收、外展均受限，右膝关节轻压痛，肿胀不明显，四肢肌力、肌张力正常。

【**实验室与其他检查**】 ESR 42 mm/h。风湿三项：ASO正常，RF阴性，CRP15 mg/L；HLA-B27阳性。骨盆X线检查：双侧骶髂关节炎。

【**医疗诊断**】 强直性脊柱炎。

问题 1

目前影响该患者舒适最重要的原因是什么？应采取哪些护理措施？

目前影响患者舒适的主要原因是腰背部、髋关节、膝关节疼痛。护理措施如下：嘱患者卧床休息；协助采取舒适体位，尽可能保持关节的功能位置。协助患者减轻疼痛：①为患者创造适宜的环境；②合理应用非药物性止痛措施，如松弛术、皮肤刺激疗法、分散注意力等；③根据病情使用磁疗、水疗、红外线灯物理治疗方法缓解疼痛；④遵医嘱用药（如非甾体类抗炎药、糖皮质激素、生物制剂），告知患者按医嘱服药的重要性和有关药物的不良反应。

【诊治与护理经过】 患者经过非药物治疗：健康指导、功能锻炼及理疗等；药物治疗：西乐葆、甲氨蝶呤、恩利（依那西普），腰背部及关节疼痛症状缓解，感觉舒适。

问题 2

皮下注射恩利的注意事项有哪些？

该药属于生物制剂，价格昂贵，少数患者会发生全身不良反应及注射部位皮疹、感染（尤其是结核菌感染），所以护士必须进行专科培训，掌握标准操作流程，及时处理不良反应。注意事项包括：①评估受试者的年龄、病情、注射局部的皮肤情况、心理状况及合作程度。②评估受试者既往有无生物制剂用药史及过敏史，有无结核病史。③了解所注射药物名称、剂量、用法、不良反应、注意事项。④测量生命体征，确保受试者无发热、咳嗽、咳痰等感染症状。⑤药物现用现配，打开后立即使用。⑥使用75%乙醇消毒的瓶塞。⑦溶解药物过程中，不能剧烈摇晃瓶体，应轻轻旋转药瓶或静置5分钟，使药粉充分溶解。⑧协助受试者取舒适体位，选择注射部位，以75%乙醇消毒皮肤。⑨注射结束后，继续观察30分钟。⑩做好出院随访。

患者经过1周治疗护理后疼痛消失，症状好转，活动自如，无并发症发生，即将出院。

如何指导患者进行功能锻炼?

日常生活及工作中，患者必须直立行走，定期做背部的伸展运动，防止脊柱变形加重。①应睡硬板床并去枕平卧，最好是仰卧或伸背俯卧，避免蜷曲侧卧。②应避免跑步、柔道、篮球等运动。③进行保持脊柱及髋关节灵活性的运动，如进行脊柱（颈、腰）及髋关节的屈曲与伸展锻炼，每天2次，每次活动量以不引起第二天关节症状加重为限。④进行肢体及局部肌肉的牵拉运动，如散步、俯卧撑、挺直躯干及伸展、形体操和瑜伽等，可维持关节伸展性，延缓病变的发展。⑤进行维持胸廓活动度的运动：如深呼吸、扩胸等。游泳是目前认为最好的运动方式。

知识连接

强直性脊柱炎是以骶髂关节及脊柱中轴关节慢性炎症为主，也可累及内脏及其他组织的慢性、进展性风湿性疾病，属血清阴性脊柱关节病的一种，有明显的家族聚集倾向。其关节表现有骶髂关节炎、脊柱及椎间关节病变、外周关节病变及肌腱端炎；关节外症状包括眼葡萄膜炎、结膜炎、肺上叶纤维化、升主动脉炎和主动脉瓣病变以及心传导系统失常等。

评析与总结

强直性脊柱炎患者的疼痛和僵硬可通过非甾体抗炎药等治疗得到很好控制，早期明确诊断和治疗，定期治疗性体育锻炼对减少或防止畸形和残废至关重要。强直性脊柱炎主要发生在青壮年男性，应做好患者心理疏导，引导家属多鼓励、支持患者。该患者使用生物制剂，生物制剂为近年来治疗的新方法，效果良好，但其价格昂贵，在使用时应做好药物知识宣教和不良反应的观察。若患者在家自行注射应做好皮下注射的技能培训，掌握正确存储药物的方法。

临床护理案例分析

案例四 痛风

【**一般资料**】 患者，男，54 岁，大学本科，干部。

【**主诉**】 反复右侧第一跖趾关节肿痛 8 年，加重 2 周。

【**病史**】 患者 8 年前无明显诱因出现右侧第一跖趾关节疼痛，疼痛剧烈难忍，伴局部红肿，当地医院查血尿酸升高，诊断为"痛风"，服用秋水仙碱后疼痛好转。此后症状反复，每 1~2 年发作 1 次，后逐渐累及膝关节、踝关节，至当地医院静脉输液（先锋霉素＋地塞米松）后，症状可缓解。近 1 年来患者关节肿痛发作较前频繁，平均每月发作 1 次，2 周前患者再次无明显诱因出现右膝关节、右踝关节肿痛，无发热，自服扶他林后症状缓解不明显。既往无高血压、糖尿病病史，无外伤手术史，无传染病史。日常生活能自理，食欲佳，二便正常，有饮酒史 10 余年，平均每日 1 斤白酒，无吸烟等不良嗜好。家庭和睦，有公费医疗。

【**护理体检**】 T 36.3℃，P 78 次／分，R 18 次／分，BP 128／78 mmHg，身高 1.72 m，体重 70 kg。神志清，精神可，发育正常，营养中等，步入病房，自主体位，查体合作。全身皮肤黏膜无异常，心肺听诊未闻及异常，腹软，无压痛、反跳痛，右膝关节、右踝关节肿胀、压痛，皮肤发红，局部皮温升高。四肢肌力、肌张力正常。

【**实验室及其他检查**】 血生化检查：尿酸 629 μmol／L，ALT 146U／L，AST 64U／L，LDH 326U／L。风湿三项：ASO 正常，RF 6.0 U／ml，CRP 54.3 mg／L。常规心电图：窦性心律，部分导联 T 波异常。泌尿系 B 超：右肾结石，左肾及双侧输尿管未明显异常。骨盆 CT：双侧骶髂关节未见异常。髋关节 MR：双侧髋关节囊少许积液。

【**医疗诊断**】 痛风。

如何判断患者是否发生了痛风性肾病？

痛风肾病变期主要表现为痛风性肾病和尿酸性肾石症。而痛风性肾病早期表现为夜尿增多，继之尿比重降低，出现血尿、蛋白尿，晚期可发生高血压、水肿、氮质血症和肌酐升高等肾功能不全表现，最终可因肾衰竭或并发心血管疾病而死亡。该患者实验室检查未提供以上证据资料，尚不能判断发生了痛风性肾病。

【诊治与护理经过】 患者服用秋水仙碱后腹泻，遂停用。遵医嘱予苯溴马隆（立加利仙）50 mg，qd，促进尿酸排泄；碳酸氢钠片 1 g，tid，碱化尿液；塞来昔布（西乐葆）200 mg，qd，解热镇痛。

如何对该患者进行降尿酸药物的应用与指导？

①秋水仙碱是治疗痛风急性发作的特效药，但口服常有胃肠道反应，静脉用药可产生肝损害、骨髓抑制、脱发、肾衰竭等严重不良反应，应用时必须严密观察。该患者因胃肠道反应而停用。②苯溴马隆为促进尿酸排泄药，可有皮疹、发热、胃肠道反应等不良反应，使用期间，嘱患者多饮水，同时口服碳酸氢钠碱化尿液。如患者表现为痛风性肾病和尿酸性肾石症禁止使用促进尿酸排泄药。

经过 1 周治疗与护理，患者血尿酸降至 500 μmol/L，右膝关节、右踝关节关节疼痛好转。2 周后血尿酸降至 342 μmol/L，右膝关节、右踝关节疼痛消失。准备出院。

如何对该患者进行饮食宣教及出院指导？

①宜低热量、清淡、易消化饮食，忌辛辣和刺激性食物，指导患者进食碱性食物，如牛奶、鸡蛋、马铃薯、各种蔬菜、柑橘类水果。②避免进食高嘌呤食物，如动物内脏、鱼虾类、蛤蟹、肉类、菠菜、蘑菇、黄豆、扁豆、豌豆、浓茶、浓肉汤、鸡汤等。③多饮水，> 2000 ml/d。此患者日饮酒 1 斤，应告知患者饮酒的严重危害，指导其戒酒，鼓励家属督促患者戒酒。④日常

生活中注意保护关节，尽量使用大肌群，避免长时间持续重体力活动，经常改变姿势。 ⑤平时用手触摸耳廓及手足关节处，检查是否产生痛风石。⑥定期复查血尿酸，门诊随访。

评析与总结

痛风是一种终身性疾病，轻者经有效治疗可正常生活和工作，若病情反复发作可导致关节僵硬、畸形、肾结石和肾衰竭，导致患者生活质量下降。通过对本病例的了解，护士应了解痛风的基本临床特点，药物知识以及有关的饮食知识，从而给患者提供相应的护理。痛风的发作跟饮食习惯有密切关系，该患者饮食控制完全不符合要求且未按疗程正规用药，所以饮食宣教以及依从性的培养尤为重要，同时要将饮食知识告知其家属，通过家庭的力量帮助其建立良好的饮食习惯。

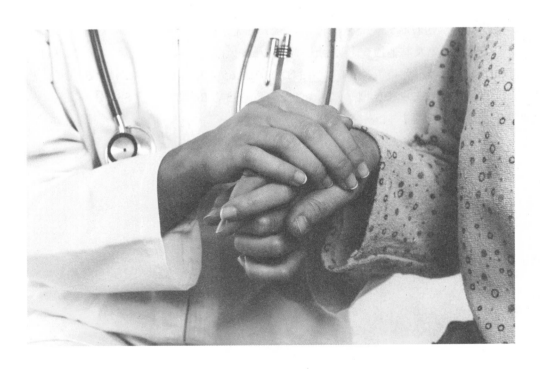

案例五　干燥综合征

【一般资料】　患者，女，65岁，小学文化，退休。

【主诉】　口干、眼干20余年。

【病史】　患者20年前始出现口干、眼干，饮水频繁，伴双眼干涩，未重视。12年前曾因"口眼干燥加重"于本院住院治疗，查抗SSA、抗SSB阳性，唇腺活检示灶性淋巴细胞浸润，确诊"干燥综合征"，治疗好转后出院，出院后长期使用胸腺肽及生脉。近8年来患者口眼干燥症状逐步加重，出现眼干无泪，人工泪液滴眼治疗仍感眼干，口腔干燥，夜间尤为明显，时有外阴部干燥不适，需大量饮水，进干性食物需用水送服。为求进一步诊治入我科住院治疗。病程中，患者自述有口干及眼干，有龋齿，时有口腔溃疡。患者平素生活习惯良好，日常生活能自理，有医保。

【护理体检】　T 36.5℃，P 76次/分，R 18次/分，BP 120/75 mmHg，身高1.56 m，体重46 kg。神志清楚，精神尚可，发育正常，营养中等。全身皮肤黏膜无黄染、瘀斑，浅表淋巴结未及肿大。口腔黏膜干燥，舌苔剥脱，可见猖獗齿，口腔无溃疡。心肺听诊未闻及异常，腹软，无压痛。脊柱、四肢无畸形，四肢关节无明显压痛，活动自如，四肢肌力、肌张力正常，双下肢无水肿。

【实验室及其他检查】　血沉：54 mm/h。风湿三项：ASO正常，RF 45 U/ml，CRP 7.5 mg/L。免疫五项：IgG 20 g/L，IgM 2.65 g/L，IgA 5.57 g/L，C3、C4正常。抗核抗体：1∶320斑点型。ENA抗体谱：抗SSA/Ro阳性，抗SSB/La阳性。

【医疗诊断】　干燥综合征。

问题 1

患者口干眼干明显，护士应提供哪些护理措施？

①为防止口干加重，应保持口腔清洁，勤漱口，并定期作口腔检查，减少龋齿和口腔感染的发生。经常用液体湿润口腔是缓解口腔干燥的简便方法，咀嚼口香糖或无糖糖果有刺激腺体分泌的作用。②对伴有干燥性角结膜炎者，可用刺激性小或无防腐剂的人工泪液，缓解部分眼干症状。外出时可戴防风镜，避免阳光直接照射，注意眼部清洁。

【诊治与护理经过】 患者治疗过程中出现四肢无力，不能自主活动，急诊抽血查电解质，血钾 2.8 mmol/L，尿酸化功能检查，诊断为 I 型肾小管性酸中毒，予静脉补钾后好转。

问题 2

临床上护士通过哪些情况观察是否发生了肾小管性酸中毒？

干燥综合征常引起 I 型肾小管性酸中毒，护士主要从以下情况观察：①低钾性麻痹，首先四肢肌肉无力，继而丧失自主活动能力，重者躯干肌肉也受影响。②肾性尿崩，每日尿量大于 3000 ml，夜尿量大于白天尿量，尿比重固定。③肾性软骨病，全身酸痛，尤其腰背部和骨盆部位，并可出现假性骨折或病理性骨折。④泌尿系结石和肾组织钙化。

患者经过治疗后病情稳定，未再出现低钾的表现，住院期间能做到遵医嘱用药，饮食规律清淡，症状好转，准备出院。

问题 3

如何对该患者进行出院指导？

①应避免服用含抗胆碱能作用的药物，防止口干加重。②保持口腔清洁，勤漱口，减少龋齿和口腔感染的发生。③保持皮肤清洁，勤换内衣，忌用碱性肥皂，宜选用中性肥皂，可使用油质香脂，减少皮肤干燥瘙痒症状。④饮食宜清淡，甘凉滋润为佳，以少食多餐为宜，保证充足的营养。应避免进食辛辣刺激的饮料和食物，忌食烟酒、咖啡、各类油炸食物、牛羊肉、花椒等，并可经常用西洋参、白沙参、白菊花、金银花等泡茶饮。⑤定期门诊复查，遵医嘱服药。

干燥综合征起病缓慢，从口、眼干燥症状到确诊，平均 5～10 年。临床表现：①口眼干燥症状、"猖獗齿"、"光面舌"等，其他腺体干燥症状如鼻、气管、呼吸道、消化道、阴道黏膜干燥及唾液腺炎等。②内脏外分泌腺病变：主要表现为呼吸系统、消化系统及肾脏外分泌腺淋巴细胞浸润所致症状，如肺间质性病变、肺动脉高压、萎缩性胃炎、肝脏损害、Ⅰ型肾小管酸中毒等。③腺体外症状：如关节痛、雷诺现象、低热、轻度贫血等。

评析与总结

干燥综合征是主要累及外分泌腺体的全身自身免疫性疾病，大多预后良好，目前尚无根治方法，主要是替代和对症治疗。护士应了解本病的临床表现，做好口、眼的对症护理，做好饮食和皮肤护理，警惕肾小管性酸中毒等并发症的发生。

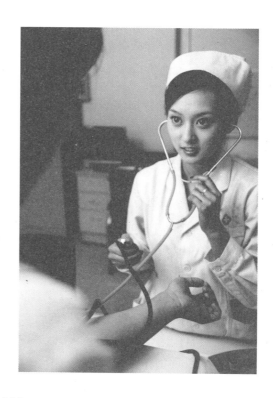

案例一　脑血栓形成

【一般资料】　患者，男，75岁，中学文化，退休老师。

【主诉】　突发意识不清伴肢体活动障碍2周。

【病史】　患者2周前无明显诱因出现言语不清，活动减少，到当地医院就诊，入院后逐渐出现意识不清，肢体活动障碍，伴咳嗽、咳痰。为进一步诊治，转来我院。急诊头颅CT示：右侧颞顶叶脑软化灶，多发性腔梗，脑萎缩，较前无明显变化。患者有"脑梗死"病史，"高血压"病史10余年，服用波依定、倍他乐克控制血压，血压波动在（150～160）/（85～90）mmHg。否认"糖尿病"、"冠心病"病史。患者平时饮食规律，米面为主，清淡易消化。发病后禁食，予留置胃管。平日活动不多，发病后卧床，被动卧位。无烟酒嗜好。患者退休多年，与子女同住，关系良好。有医保，家庭经济较好。家属焦虑，缺乏相关知识，担心预后及康复。

【护理体检】　T 36.2℃，P 70次/分，R 15次/分，BP190/100mmHg，身高1.72m，卧床，未称体重。全身浅表淋巴结未及肿大。嗜睡，听力检查不配合，双侧瞳孔等大等圆，直径约3.0mm，对光反射灵敏。口角无歪斜，伸舌不配合，双侧咽反射不存在，口腔黏膜无溃疡、出血。两肺呼吸音清，心脏听诊正常。移动性浊音阴性，双下肢无水肿，可见散在出血点。右侧上肢及下肢肌张力增高，左侧肢体肌张力减低，四肢肌力0级。

【实验室及其他检查】　餐前血糖10mmol/L，餐后血糖13.7mmol/L。总胆固醇7.21mmol/L；低密度脂蛋白4.32mmol/L；脂蛋白a:1066mg/dl。白细胞13.7×10⁹/L；凝血功能：纤维蛋白原5.1g/L。胸部CT：两肺间质性改变伴右肺下叶少许炎症，右下肺钙化灶，双侧胸膜局限性增厚。头颅MRI：右侧颞顶枕叶梗死后软化灶形成，两侧脑室旁、基底节区及右侧顶叶腔梗，老年性脑改变，脑白质疏松征。

【医疗诊断】　脑梗死；高血压2级；肺部感染。

【诊疗与护理经过】　入院后给予奥扎格雷钠80mg，IVD，bid；波立维75mg，立普妥20mg，每晚口服抗凝降脂；倍他乐克缓释片47.5mg及波依定5mg，qd，降压治疗。为患者做口腔护理时发现有牙龈出血。

问题 1

患者有牙龈出血，护士应如何做好用药护理？

抗血小板药物较常见的不良反应是有出血倾向。奥扎格雷钠、氯吡格雷均是目前临床上经常使用的抗血小板药物，两者同属 ADP 诱导的血小板聚集抑制剂，疗效优于阿司匹林，且上消化道出血的发生率显著减少。但在服用此类药物时，仍需要严密观察患者有无牙龈出血、穿刺处出血或皮肤青紫，做口腔护理时动作要轻柔，发现牙龈出血立即汇报医生，遵医嘱给予止血处理、药物减量。同时需继续观察患者大小便及分泌物颜色、神志及瞳孔变化、生命体征等，警惕出血并发症。

患者 3 天后病情平稳，血压波动在（130~150）/（80~90）mmHg。护士要为患者做关节活动，家属怕病情变化有些担心。

问题 2

在病情稳定的情况下，护士应如何指导患者及家属进行早期康复训练？

脑卒中的特点是障碍与疾病共存，因此康复应与治疗并进，早期康复训练可明显降低致残率，减少并发症和后遗症。因此，患者发病后若无严重并发症，在生命体征平稳的情况下，可以早期进行康复训练。该患者呈嗜睡状态，护士首先应向患者家属解释肢体运动障碍的原因，说明早期康复训练的意义，取得家属的配合，进行被动的肢体的功能锻炼，为后期康复做好准备。

护士在护理患者过程中每天为患者评估肌力并记录，1 周后患者的肌力由 0 级恢复至 2 级。

问题 3

在疾病治疗和护理过程中，每天评估患者的肌力有必要吗？护士应如何判断患者的肌力？

每天评估患者的肌力可以第一时间掌握患者的病情变化与康复情况，因而十分必要。护士每天到床边为患者进行肢体的被动运动，同时观察患者的肌肉收缩情况，可通过与患者握手和掰手腕、抬起肢体等动作来进行。虽然肌力检查的六级评分法带有一定的主观性，但仍被认为是最简便易行、相对可靠的肌力评定方法。痉挛性瘫痪患者不宜作徒手肌力检查，骨折未愈合、严重骨质疏松、关节及周围软组织损伤、关节活动度极度受限、严重的关节积液和滑膜炎等为检查禁忌。

🏥 知识连接

6 级评分法肌力判断标准

0 级：肌肉无任何收缩（完全瘫痪）；

1 级：肌肉可轻微收缩但不能产生动作；

2 级：肌肉收缩可引起关节活动，但不能抵抗地心引力，即不能抬起；

3 级：肢体能抵抗重力离开床面，但不能抵抗阻力；

4 级：肢体能作抗阻力动作，但未达正常；

5 级：正常肌力。

部分缺血性脑卒中患者在急性期血压升高，多数患者在发病 24 小时后血压自发下降。应注意防止血压降得过低，一般降至原血压的 80%，或收缩压低于 180mmHg 或舒张压低于 100mmHg。因为高血压是维持有效脑灌流所必需的条件，血压下降过快可能减少脑灌流，加重脑水肿。因此应着重降颅压，颅压下降，血压也会随之下降。

评析与总结

脑血栓形成是缺血性脑卒中最常见的类型，90% 的血栓形成是在动脉硬化的基础上发生。好发于中老年人，男性多于女性，冬、春季多发，多在静息状态下发病。有部分患者是从短暂性脑缺血发作后进展到脑梗死，高血压、糖尿病、高脂血症、吸烟和酗酒等是其危险因素。脑梗死症状和体征取决于闭塞动脉的类型。脑梗死发生后，应尽早进行溶栓治疗，在使用溶栓、抗凝、抗血小板等药物时，要严密观察，防止出血；应密切观察患者瞳孔、意识等变化，防止颅内压增高，发生脑疝；大多数脑梗死患者急性期生活不能自理，应加强翻身和拍背，防止压疮和肺部感染的发生；对于偏瘫患者，早期的康复训练非常重要，护士应做好各期的康复指导，帮助患者早日回归家庭和社会。

案例二　脑出血

【一般资料】　患者，男性，60岁，大学文化，干部。

【主诉】　突发右侧肢体乏力2天。

【病史】　患者2天前无明显诱因出现右上肢抬起无力伴右侧肢体麻木感，当时无明显头昏、头痛，无恶心、呕吐及意识障碍，后逐渐出现右下肢步行拖沓、走路不稳，言语欠清，立即至当地中医院就诊，头颅CT提示：左侧基底节区出血，于今日至我科治疗。患者既往有"高血压"病史5年，一直未正规降压治疗；否认有"糖尿病、冠心病"等慢性病病史，否认"肝炎、结核"等传染病病史，否认食物及药物过敏史，否认手术外伤史，否认家族性、遗传性疾病史。平时饮食规律，以米面为主，三餐正常，发病后以低盐、低脂、易消化、软烂半流质或流质为主；发病后睡眠稍差，每日睡眠6小时左右；平时活动较少，生活自理。有烟酒嗜好，既往有吸烟史10年，10支/天，饮酒一年余，每日0.5斤；明显焦虑情绪，因自我感觉病情较重，对疾病知识缺乏了解，担心疾病的预后。有医保，育有一子，家庭关系和睦，经济状况好。

【护理体检】　T 37.8℃，P 78次/分，R 16次/分，BP 220/110 mmg，身高1.70 m，卧床，未称体重。入院时神志清，思维清晰，精神一般，营养一般，推入病房，查体合作。双侧瞳孔等大等圆，约3.0 mm，光反射灵敏，咽反射正常，浅表淋巴结未触及明显肿大。颈有抵抗感，气管居中，无颈静脉怒张，双侧甲状腺未见肿大。呼吸平稳均匀，双肺呼吸音清，未闻及干湿性啰音，无胸膜摩擦音。心率78次/分，心律齐，各瓣膜听诊区未闻及病理性杂音。腹平软，无压痛及反跳痛，肝脾肋下未及。左侧上下肢肌力正常，右上肢肌力1级，右下肢肌力2级。

【实验室及其他检查】　血常规：白细胞14.0×10^9/L，中性粒细胞76.5%。凝血功能：纤维蛋白原1.2 g/L。CT：左侧基底节区脑出血，较前有吸收。头颅磁共振：左侧基底节区脑出血。

【医疗诊断】　脑出血。

问题 1

该患者病情危重，管床护士应如何接诊？

　　患者是急性脑出血，由急诊转入病房，病情危重，管床护士应将患者安置妥当，吸氧，心电监护，通知医生，与急诊护士做好严格的床边交接工作，包括患者的基本信息、意识、瞳孔、静脉通路、皮肤等，并在交接单上签字。随后再按照一般患者入院处置的程序办理各项手续。

　　【诊治与护理经过】 入院后给予尼莫地平控制血压，减轻血管痉挛，预防再出血。长春西丁、血栓通扩张脑血管，改善脑部循环，增加脑部供血。单唾液酸四己糖神经节苷脂钠促进神经功能修复，依达拉奉注射液清除自由基、保护脑细胞，先锋必预防感染，甘露醇脱水等治疗。患者因右侧肢体无力，家属不敢将其向右侧翻身。

问题 2

针对患者及家属的这种情况，护士应如何摆放肢体，以保持患肢的功能位置，避免影响患肢的功能恢复？

　　护士要向患者及家属讲解正确的肢体摆放的重要性及必要性：早期正确的体位摆放不仅为后期康复训练打下坚实的基础，而且可以大大降低患者的致残率，极大地提高患者的生活质量。偏瘫早期卧床可采取仰卧位、健侧卧位、患侧卧位 3 种姿势轮换，最好选择侧卧位，仰卧位相对少采用。患侧肢体的正确摆放包括肩关节、肘关节、腕关节、髋关节、膝关节、踝关节等。

　　①仰卧位：头下放置枕头，面部朝上或朝向患侧。在患侧肩胛下方垫软枕，肩关节向外展与身体成 45°；肘关节、腕关节伸展，掌心向上；手指伸展略分开，拇指外展。在患侧腰和髋下垫软枕，髋关节稍向内旋；膝关节稍弯曲，膝下可垫一小枕。

　　②健侧卧位：即健侧在下、患侧在上的侧卧位。头部枕在枕头上，但不宜过高。健侧上肢可自由摆放，患侧上肢向前伸出，肩前屈垫于软枕上，肘关节、腕关节伸展。患侧下肢也垫以软枕，向前屈髋屈膝，稍稍被动背屈踝关节。健侧下肢平放，轻度屈髋屈膝。背部置软枕支撑。

　　③患侧卧位：即患侧在下，健侧在上的侧卧位，是偏瘫患者最重要的体位。患侧肩应前伸，肘关节伸展，前臂旋后，手指张开，掌心向上；健侧上肢可自

然放在躯干上。下肢呈迈步位，患侧下肢呈伸髋稍屈膝体位，稍稍被动背屈踝关节；健侧下肢屈髋屈膝，两侧下肢间垫软枕。背部置软枕支撑。

问题 3

该患者在使用甘露醇时，应注意什么？

甘露醇是首选的脱水药物，快速静滴能迅速降低颅内压，防治脑水肿，但对血管的刺激性很强。输入过程中的护理要点：①注意患者主诉并观察皮肤情况；②避免药物外渗致局部红肿、水泡，甚至组织坏死；③肾功能损害者应慎用，用药期间密切监测肾功能并及时处理；④建议患者使用中心静脉通路。

患者经给予尼莫地平、长春西丁、血栓通、甘露醇治疗后，血压稳定在（110～130）/（80～90）mmHg。某日在国外的儿子来探视，患者情绪激动后，出现剧烈头痛、呕吐、意识不清，测血压180/110 mmHg。

问题 4

该患者最有可能出现怎样的病情变化？护士应如何抢救？

患者在情绪激动后出现剧烈头痛、呕吐、意识不清，血压180/110 mmHg，可能发生脑疝。护士应立即为患者吸氧；建立静脉通路；遵医嘱快速静滴甘露醇；备好气管切开包、呼吸机、抢救药品等。

知识连接

洼田饮水试验

检查方法：患者端坐，喝下30ml温开水，观察所需时间和呛咳情况。

1级（优）：能顺利地1次将水咽下；

2级（良）：分2次以上，能不呛咳地咽下；

3级（中）：能1次咽下，但有呛咳；

4级（可）：分2次以上咽下，但有呛咳；

5级（差）：频繁呛咳，不能全部咽下。

评定：

正常：1 级，5 秒之内；

可疑：1 级，5 秒以上或 2 级；

异常：3~5 级。

疗效判断标准：

治愈：吞咽障碍消失，饮水试验评定 1 级；

有效：吞咽障碍明显改善，饮水试验评定 2 级；

无效：吞咽障碍改善不显著，饮水试验评定 3 级以上。

评析与总结

　　脑出血系自发性脑实质内出血，多见于高血压没有系统治疗或控制不好的动脉硬化的患者，常在体力活动或情绪激动中发病。临床表现轻重不一，取决于出血部位和出血的量。脑内血肿压迫脑组织引起脑水肿、颅内高压导致脑疝是急性期脑出血的主要死因。因此，在护理过程中，应严密观察患者瞳孔、意识、有无呕吐等颅高压症状。保持呼吸道通畅，加强翻身、叩背、吸痰，防止肺部并发症和皮肤压疮。轻度脑出血或重症者生命体征平稳后 24 小时，应尽早进行肢体功能锻炼和日常生活能力训练。出院后定期测量血压，治疗高脂血症、冠心病等基础疾病；避免情绪激动，保持情绪稳定；合理饮食，保持大便规律，切忌大便时过度用力和憋气。

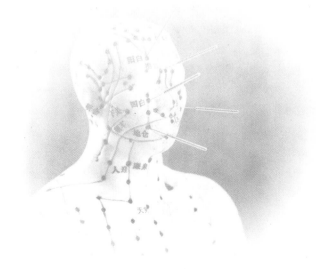

案例三　急性脊髓炎

【**一般资料**】　患者，女性，60岁，文盲，农民。

【**主诉**】　背部疼痛伴大小便障碍1周。

【**病史**】　患者在2周前感冒后出现双下肢麻木无力，自服感冒药后症状缓解。1周前患者自觉背部疼痛且出现大小便障碍，在当地就诊并住院治疗，效果不佳，今来我院就诊。病程中饮食睡眠一般，尿频，排尿不畅，大便不通。既往有"腰椎间盘突出症"病史。有吸烟史10年，每天半包，无饮酒嗜好。平日生活能自理，从事简单农活和家务。育有3子，与老伴生活在一起，性格外向，家庭关系和睦。有农村合作医疗保险，能报销大部分医药费。

【**护理体检**】　T 37.4℃，P 86次/分，R 20次/分，BP 150/80 mmHg。轮椅推入病房，精神差，查体配合。全身皮肤黏膜无黄染，头颅无畸形，双侧瞳孔等大等圆，直径约3.0mm，对光反射灵敏。两肺呼吸音清，心前区无隆起，各瓣膜区未及明显病理性杂音。腹软，肝脾肋下未及，移动性浊音阴性。言语正常，背部疼痛，双侧肌力5级，四肢肌张力正常，四肢腱反射存在。

【**实验室及其他检查**】　血常规：中性粒细胞84.4%，单核细胞0.2%，淋巴细胞15.4%，血红蛋白103 g/L。脑脊液：白细胞 > 50×10^6/L。

【**医疗诊断**】　急性脊髓炎。

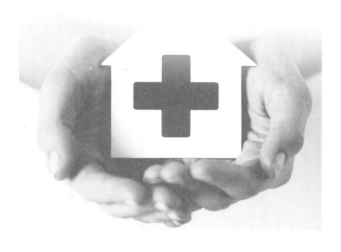

问题 1

在患者的临床表现并不典型的情况下如何判断急性脊髓炎？

　　该患者的主诉是背部疼痛，虽然不是急性脊髓炎的常见首发症状，但根据患者的病史（两周前感冒）及后期出现的大小便障碍，结合脑脊液：白细胞总数 $> 50 \times 10^6/L$，可以判断属于急性脊髓炎的其他症状类型。

【诊治与护理经过】　入院后给予甲泼尼龙琥珀酸钠 500mg 静滴，第 2 天患者主诉双下肢无力，肌力 3 级；第 3 天突然出现言语不能、胸闷、气喘。

问题 2

患者可能出现怎样的病情变化？护士应该如何处理？

　　患者在使用甲泼尼龙琥珀酸钠治疗的情况下出现下肢无力、言语不能、呼吸困难，应考虑高颈段脊髓炎。此类型病情发展迅速，严重的可出现呼吸肌麻痹，导致死亡。护士应立即安置患者卧床休息，抬高床头，给氧 3L/min，保持呼吸道通畅，建立静脉通道，严密监测呼吸、脉氧变化，稳定患者情绪，必要时床边备呼吸机。

　　患者经激素冲击治疗后症状缓解，复查脑脊液结果正常。入院后第 14 日，激素由静脉改为口服，双下肢肌力恢复至 4 级，双上肢肌力 5 级，无胸闷、气喘，可进行会话。两周后激素开始减量，患者准备出院。患者在院期间能够做到按时就寝，及时加减衣物，遵医嘱服药，子女表示会督促患者。

问题 3

如何做好出院宣教？

　　①养成良好的饮食习惯：患者饮食要有规律、注意卫生。暴饮暴食、食不洁食物会增加肠道疾病的机会，增加急性脊髓炎的发病几率和加重病情。指导患者戒烟。②用药指导：激素需长期服用，向患者强调按时按量服用的重要性，回家后每 7 天递减 5 mg，直到减完，不可随意增减剂量，以免反弹。在用药期间要注意观察有无便血、骨质疏松、血糖升高等副作用。③康复治疗：患者双上肢肌力 5 级，双下肢肌力 4 级，日常生活可自理；康复以主动运动为主，鼓励患者可做力所能及的家务。④避免受凉、过度劳累等诱发因素。

急性脊髓炎是指由于感染或变态反应所引起的脊髓炎症，典型表现为病损平面以下的肢体瘫痪，所有感觉缺失，即传导束型感觉障碍，和以膀胱、直肠功能障碍为主的自主神经功能损害。早期发现治疗效果佳。护理过程中，评估患者运动和感觉障碍的平面是否上升；观察患者是否存在呼吸费力、吞咽困难和构音障碍；观察有无药物不良反应，如消化道出血等；给予高蛋白、高维生素且易消化的饮食，供给足够的热量和水分，以刺激肠蠕动，减轻便秘和肠胀气。并发症是患者死亡的常见原因，常见的并发症有：压疮、泌尿道感染、长期卧床引起的坠积性肺炎。精心的护理和充足的营养支持对于减少并发症、提高治愈率至关重要。急性脊髓炎若无严重并发症，3～4周进入恢复期，通常在发病后3～6个月基本恢复生活自理。

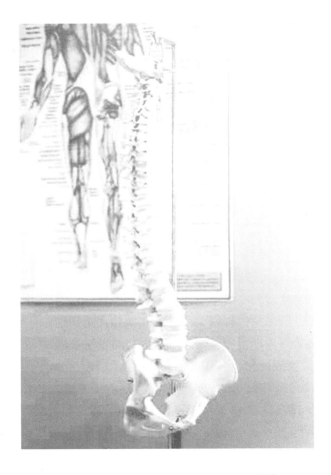

案例四　帕金森病

【一般资料】　患者，女性，78岁，初中文化，退休。

【主诉】　进行性运动迟缓2年，加重1个月。

【病史】　患者2年前无明显诱因出现动作缓慢、稍笨拙，双上肢静止性震颤，持物困难，日常生活尚能自理，无明显行走困难，近1年来症状进行性加重，偶有起身困难，行走起步困难，行走时步伐逐渐减小，身体前冲，躯干俯曲，无明显语言吐字障碍。近1月来肢体抖动加重，双手不能持物，解纽扣、系鞋带动作不能，翻身、坐起较困难，遂至我院就诊。发病以来患者饮食、睡眠良好，大、小便正常。患者既往体健，无药物及食物过敏史，家族中无类似疾病史。近一年来日常生活自理需他人帮助。无烟酒嗜好，育有5个子女，家庭关系和睦。有公费医疗。

【护理体检】　T 36.6℃，P 80次／分，R 18次／分，BP 110／70 mmHg，身高1.58 m，体重66 kg。神志清，精神差，双侧瞳孔等大等圆，直径2.5 mm，对光反射存在，咽反射正常。全身皮肤黏膜无黄染。胸廓无畸形，无压痛，双肺呼吸音清，未闻及干湿啰音。心前区无隆起，各瓣膜区未闻及病理性杂音。腹软，无压痛、反跳痛，肝脾肋下未及，移动性浊音阴性，肠鸣音正常。脊柱无畸形，双下肢无水肿。双上肢肌力5级，双下肢肌力4级。

【实验室及其他检查】　血常规、粪常规未见明显异常，尿常规示：尿白细胞＋，D-二聚体2.18 μg／ml，神经元特异性烯醇化酶16.60 μg／L，生化未见明显异常。

【医疗诊断】　帕金森病。

该患者入院时主要表现为双上肢静止性震颤，行动迟缓、笨拙，如何加强护理，保护患者的安全？

　　针对患者的症状要求留一人陪护患者；卧床时将两侧护栏拉起；日常生活由护士给予帮助；洗手、泡脚的水温不能太烫，以正常人感觉到温暖即可；严禁患者使用热水袋；起床及下床活动时一定要有人搀扶；护士应加强巡视，及时解决患者需要。外出检查时用轮椅或平车推送。

　　【诊治与护理经过】　完善各项相关检查，考虑"帕金森病"诊断基本明确，予以左旋多巴及营养神经等治疗，患者治疗过程中出现手舞足蹈、肌肉强直。

患者为什么会出现上述情况，应如何处理？

　　患者出现手舞足蹈、肌肉强直，可能是左旋多巴的药物不良反应中的"剂峰异动症"。应立即汇报医生，调整药物剂量。①告知患者及家属最佳服药时间为饭前 30 分钟或饭后 1 小时，药品不能嚼碎；②避免与高蛋白食物一起服用；③护士看患者服药下肚；④严格遵医嘱服药，提醒患者坚持定时服药，不能擅自停药。

　　入院 9 天以后，患者症状有所改善。叮嘱患者适度锻炼，以改善协调能力，特别是注意精细运动的锻炼，药物和功能锻炼相结合以进一步缓解病情。

如何根据疾病分期为该患者制定运动计划？

　　帕金森病患者运动锻炼的目的在于防止和推迟关节强直和肢体挛缩，护士应与患者及家属共同制定针对疾病各期的切实可行的锻炼计划。

　　①疾病早期：起病初期患者主要表现为震颤，应鼓励患者尽量维持正常的生活规律，多参加有益的社交活动，坚持平时喜爱的运动和业余爱好，适当参与体育锻炼，注意保持身体和各关节的活动强度与最大活动范围。

　　②疾病中期：对于已经出现的某些功能障碍者，要有计划有目的地锻炼，防止功能衰退，平时尽量多做力所能及的事情。对于起立、起步、步行时困难的，

要放松思想、加强锻炼。

③疾病晚期：患者出现显著的运动障碍而卧床不起，要帮助患者采取舒适体位，被动活动关节，按摩四肢肌肉，防止关节僵硬和肌肉挛缩。

评析与总结

帕金森病又称震颤麻痹，是中老年人较常发生的脑部组织进行性变性疾病。起病缓慢，患者常在中年以后发病，早期表现为各种动作的减慢、行走时双上肢的协调摆动消失、肢体尤其是上肢的震颤等。典型的临床表现，即缓慢发生并逐渐进展的三大主征——静止性震颤、肌张力增高、运动徐缓。在护理过程中要加强患者的生活护理、安全护理，加强照顾者指导，结合疾病分期给予相应的功能锻炼指导。帕金森病为慢性进行性加重疾病，中、晚期患者加强皮肤护理，防止压疮、感染等并发症。

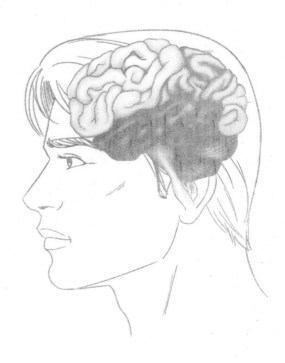

案例五　癫痫

【一般资料】　患者，男性，62岁，高中文化，退休工人。

【主诉】　阵发性四肢抽搐1天。

【病史】　患者入院当日凌晨两点突发四肢抽搐，口吐白沫，有血，牙关紧闭，两眼上翻，意识丧失，持续约2~3分钟。患者家属诉患者当时意识不清大约持续十余分钟，无大、小便失禁。发作后自诉有头痛，全身酸痛感。当时求助120，来我院急诊，急查头颅CT示：左侧小脑、双侧额叶脑出血，治疗后，考虑软化灶，左侧额叶小片状高密度影，颅底容积效应可能，不排除少量出血可能。患者在1991年曾有脑外伤，最近1周内出现刷牙时牙龈出血，现为进一步诊治收入我院。患者既往有"高血压"病史30余年，否认有"糖尿病"、"冠心病"病史，否认食物、药物过敏史，有家族性高血压病史。无烟酒嗜好。患者平时日常生活能自理，食欲正常，大、小便正常。患者及家属对此次发作焦虑，担心以后有再发可能。患者与老伴同住，有2个儿子，家庭关系融洽。有社会基本医疗保险。

【护理体检】　T 37.3℃，P 68次/分，R 18次/分，BP 200/130mmHg，身高1.73m，体重72kg。意识清楚，言语尚清，发育正常，营养中等，自然面容，推入病房，查体合作。双侧瞳孔等大等圆，直径约3.0mm，对光反射灵敏，左上侧有假牙2颗。全身皮肤黏膜未见明显黄染，浅表淋巴结未触及肿大。颈软，无抵抗，气管位置居中，双侧甲状腺未触及肿大。双肺呼吸音清，未闻及干湿性啰音。律齐，各瓣膜区未闻及病理性杂音。腹软，无压痛及反跳痛，未触及肿块，肝脾肋下未触及。脊柱无畸形、四肢无肿胀、肌力、肌张力正常。

【实验室及其他检查】　入院查血、尿常规、肿瘤标志物、生化、凝血、同型半胱氨酸均正常；心肌标志物示：肌红蛋白157μg/L；凝血功能：凝血酶时间14.8s；头颅CT示：左侧小脑、双侧额叶脑出血；治疗后，考虑软化灶，左侧额叶小片状高密度影，颅底容积效应可能，不排除少量出血可能。

【医疗诊断】　继发性癫痫；脑外伤术后；原发性高血压。

问题 1

该患者入院以后，仍有再次发作的可能性，护士应如何做好发作前兆的观察与处理，以及发作时的保护措施？

　　①患者有先兆症状时，如意识、生命体征、肢体活动异常或头晕、头痛、面部肌肉痉挛等，应立刻让其平卧，松解衣领和裤带，头偏向一侧，取出活动性义齿，及时清除口鼻腔分泌物，防止呕吐物及呼吸道分泌物误吸导致窒息或吸入性肺炎。②放置开口器或缠有纱布的压舌板，必要时用舌钳将舌拉出，若发作之前未能放入，待强直期张口再放入，阵挛期不要强行放入，以免伤害患者。③发作时给予患者适当的约束及保护，但不能用力压迫抽搐的肢体，易造成骨折或脱臼。按住患者枕部，以阻止其颈部过伸，一手按下颌，对抗其下颌过度紧张。④给予 2~4 L/min 氧气吸入，如出现自主呼吸停止，立即给予呼吸机辅助呼吸。⑤发作时给予患者静脉注射 10 mg 地西泮，同时密切观察患者的血压、呼吸和心率变化。⑥对患者的癫痫发作性质、类型、部位、间歇时间及持续时间进行准确记录，并记录用药名称、时间、方法及剂量，为下一步治疗提供依据。

问题 2

癫痫发作后应如何护理？

　　癫痫发作时患者常有一过性意识丧失，肢体强直性痉挛，发作后出现头痛、周身乏力、酸痛、精神紧张、恐惧等症状。①在患者抽搐后应设法让其安睡，防止发作带来的大脑缺氧造成弥漫性脑细胞损害。②患者清醒后可能出现躁动、恐惧、兴奋甚至自伤行为，应注意防护。③由于患者在发作时，肢体抽搐体力消耗很大，因此在癫痫发作后应尽早给予高维生素、高蛋白、高热量的易消化饮食帮助患者恢复体力。④若患者出现高热可以适当增加水分的摄入，同时运用物理方法进行降温处理，特别注意对头部的降温，以保护脑细胞。⑤必要时给予患者补液，以维持电解质、水及酸碱平衡。

　　【诊治与护理经过】 入院后完善相关检查，给予德巴金 0.5 g, qd，抗癫痫治疗，改善脑循环、脑保护、营养神经等治疗。两周后患者病情稳定，予以出院，出院后继续使用德巴金等药物治疗。

患者在使用德巴金等抗癫痫药物时应该注意什么？

①向患者及家属讲解服药依从性的重要意义，强调若自行换药、减量或停药都会诱发癫痫发作，易发展为难治性癫痫和诱发癫痫持续状态。②争取患者家属的配合及参与，以督促患者能够按时按量服药，药物的更换及增减应在医生的指导下进行。③定期复查，一般于服药后每 3 个月至半年抽血检查 1 次，了解药物的血药浓度，每月检查血常规，每 3 个月检查肝、肾功能。④当患者癫痫发作频繁或症状控制不理想时应及时就诊。

评析与总结

癫痫是慢性反复发作性短暂脑功能失调综合征，以脑神经元异常放电引起反复痫性发作为特征。癫痫发作时常有一过性意识丧失，发作后出现头痛、周身乏力、酸痛、精神紧张、恐惧等症状。当患者处于意识丧失和全身抽搐时，要保持呼吸道通畅，防止窒息，预防外伤以及其他并发症。在发作后应尽早给予高维生素、高蛋白、高热量的易消化饮食，必要时给予患者补液，以维持电解质、水及酸碱平衡。患者清醒后可能出现躁动、恐惧、兴奋甚至自伤行为，应注意防护，设法让其安睡。在发作间歇期，指导患者坚持规律长期服药，切忌突然停药、减药、漏服药或自行换药，注意监测药物的不良反应。

临床护理案例分析

案例六 重症肌无力

【一般资料】 患者，女性，36 岁，初中文化，无业。

【主诉】 间歇性四肢无力伴复视 3 年，加重半月。

【病史】 患者 3 年前上呼吸道感染后感四肢无力，并伴有双眼视物复视，未予特殊处理后好转。3 年来患者间歇性出现四肢无力及复视症状，休息后好转。曾予中草药（具体不详）口服治疗，没有效果。近半个月，患者因上呼吸道感染后再次出现四肢无力，行走困难，腰酸不适，伴有复视，活动后气喘、胸闷，症状晨起轻傍晚加重，今来我院就诊。既往无"冠心病"、"高血压"及"糖尿病"病史。平时日常生活能自理，患病以来仅能从事轻体力劳动，饮食、睡眠正常，大、小便正常。无烟酒嗜好。患者有一个儿子，丈夫对患者关心，家庭关系和睦。有社会基本医疗保险。

【护理体检】 T 36.5℃，P 65 次/分，R 18 次/分，BP 110/80mmHg，身高 1.63 m，体重 58 kg。神志清楚，计算力、记忆力、定向力无明显异常，双耳听力无明显异常，鼻翼无扇动，双侧眼睑无下垂，右侧眼球右侧凝视受限，未见明显眼震，双眼复视，双侧瞳孔等大等圆，直径约 2.5 mm，直接间接对光反射灵敏，双眼视力无明显异常。全身皮肤黏膜无瘀斑皮疹、出血点及血肿。两肺呼吸音清，未闻及明显干湿啰音。心尖搏动正常，各瓣膜区未及病理性杂音。腹软，肝脾肋下未及，无压痛、反跳痛及肌紧张，移动性浊音阴性，脊柱无畸形，双下肢无水肿。四肢肌张力正常，上肢肌力 4 级，腱反射（+-），双侧下肢肌力 4 级，腱反射（+-）。双侧巴氏征（-）、戈登征、奥本汉姆氏征、查多克征均（-）。四肢感觉无异常，双侧指鼻试验、跟膝胫试验未见明显异常。颈软，脑膜刺激征（-）。

【实验室及其他检查】 尿常规示：尿隐血 +-，尿酮体 +；血常规示：中性粒细胞 89.30%，单核细胞 0.30%，淋巴细胞 9.90%；粪常规正常。甲状腺功能示：甲状腺过氧化物酶抗体 69.6 IU/ml，余指标正常。凝血六项正常。生化指标：钾 3.40 mmol/L，血糖 6.22 mmol/L，余指标正常。输血前八项及肿瘤标志物正常。肌电图示：重复频率电刺激可见低频递减现象（左小指展肌、三角肌、眼轮匝肌）。肌源性损害。

【医疗诊断】 重症肌无力。

患者入院后准备行新斯的明实验，新斯的明实验的目的、过程和判断标准是什么？

　　新斯的明试验是诊断重症肌无力的标准之一。予患者新斯的明 1 mg 肌注，30 分钟后观察，若患者腰酸及四肢肌无力症状明显好转，复视症状明显好转，能下床自由活动，判定为新斯的明实验阳性。为对抗新斯的明的毒碱样作用，可同时肌注阿托品 0.3～0.5 mg。

　　【诊治与护理经过】　入院后完善相关辅助检查，评估病情。医嘱予激素冲击、营养神经、对症处理等治疗，在使用激素的第 3 天晚上患者主诉胸闷、烦躁、入睡困难。

患者使用激素的过程中出现了怎样的病情变化，护士应如何处理？

　　患者在用药的第 3 天晚上主诉胸闷、烦躁、入睡困难，可能发生了早期（第 2～9 天）可出现的暂时性肌无力加重，甚至发生危象，因此要加强巡视，注意观察患者病情变化和治疗反应，以便及时发现危象征兆。①观察体温、脉搏、呼吸、血压、精神状态、尿量和体重变化，并做好口腔、皮肤、泌尿道护理。②备好气管插管、气管切开包、人工呼吸器、呼吸机及吸痰器等器械，随时进行抢救处理。③若长期服用，应注意有无消化道出血、骨质疏松、股骨头坏死并发症，可采取预防性补钙方法防止骨质疏松。④加强健康教育，嘱患者不能擅自停药、减量，注意避免诱发危象的因素。

患者一旦发生重症肌无力危象，应如何紧急处理？

　　患者一旦发生重症肌无力危象，应尽快改善呼吸功能，有呼吸困难者及时行人工呼吸。若患者出现严重的延髓肌和呼吸肌无力，甚至频繁发生危象或呼吸骤停者，应立即气管切开正压辅助呼吸。呼吸道管理及保证人工呼吸器良好运转是危象护理的重要环节，也是抢救成功的关键。因此要加强呼吸道管理，注意呼吸道湿化，有效排痰，保持呼吸道通畅，防止肺部并发症。使用人工呼吸机时严密观察通气是否适当，发现通气过度或通气不足应立即处理。严密观察患者呼吸音变化，发现双侧呼吸音强弱不一或肺部湿啰音时及时告知医生处理。

1周以后患者病情平稳，激素改为口服。继续予抗胆碱酯酶、营养神经、对症处理等治疗。

评析与总结

重症肌无力 (MG) 是一种累及神经、肌肉接头处乙酰胆碱受体的获得性自身免疫性疾病。临床特征为受累骨骼肌易于疲劳，并在活动后加重，晨轻暮重，经休息和服用抗胆碱酯酶药物后症状减轻和缓解。重症肌无力患者病情危重，变化快，要避免易引起重症肌无力危象的诱发因素。加强巡视、做好药物护理、严密观察患者的病情变化。患者出院时嘱咐其注意休息，避免过度疲劳、受凉、感染、创伤、激怒等诱发因素，特别提醒应用激素治疗的患者遵医嘱用药，避免突然停药导致病情加重。

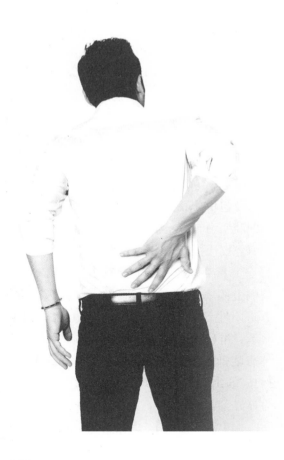

案例七　病毒性脑炎

【一般资料】　患者，男性，28岁，大专文化，机关职员。

【主诉】　头痛伴右侧面瘫半月余。

【病史】　患者半月余前无明显诱因右侧耳前区疼痛，为持续性锐痛，随后发现右耳出现数枚疱疹，鼻唇沟轻度变浅左偏，无视物模糊，无听力下降，无运动障碍，未重视，未予特殊处理。3天后患者疼痛范围扩大，前额至枕部持续性疼痛不能缓解，伴右耳听力下降、鼻唇沟变浅左偏、右眼闭合不全，右侧面部无汗，持续高热约39℃左右，感恶心、呕吐，呕吐胃内容物数次，无畏光，无黑矇、晕厥，无胸闷、心慌，无视物模糊，无四肢不自主抖动。遂至我院治疗。患者平日体检正常，生活规律，饮食睡眠正常，大、小便正常，近期体重无明显减轻。患者有公费医疗。

【护理体检】　T 38.5℃，P 80次/分，R 18次/分，BP 120/90mmHg。神志清楚，精神尚可，言语流利，定向力、理解力、记忆力、计算力正常。行走较迟缓，宽基步态。全身皮肤黏膜未见黄染。头颅无畸形，右眼睑闭合不全，露白约3mm，双眼眼球运动正常，无水平眼震，双侧瞳孔等大等圆，直径约2.5mm，对光反射存在。额纹对称，口角左偏，鼻唇沟变浅左偏，下颌居中，伸舌居中。右耳听力减弱，气导＞骨导，左耳正常。右侧耳窝内可见数枚疱疹，口唇无发绀，咽部无充血，扁桃体不大。颈软，颈静脉无怒张。两肺呼吸音清，未闻及干湿性啰音。心前区无隆起，心律齐，各瓣膜区未闻及明显病理性杂音。腹平软，无压痛及反跳痛，未及包块，肝脾肋下未及，移动性浊音阴性，肠鸣音3次/分。四肢肌张力正常，四肢肌力5级。深浅感觉均正常，指鼻试验、跟膝胫试验（－）。双侧腱反射存在，双侧巴氏征未引出，闭目难立征（－），脑膜刺激征（－）。

【实验室及其他检查】　头颅磁共振示：双侧侧脑室旁轻度缺血改变，左侧上颌窦、筛窦炎；腰椎穿刺脑脊液常规示：无色透明，无薄膜形成，潘氏细胞阳性，有核细胞计数 $34 \times 10^6/L$，细胞分类以淋巴细胞为主；脑脊液细胞学示：淋巴细胞71%，单核细胞29%；生化全套：视黄醇结合蛋白75.5mg/L，血清胱抑素0.19mg/L，尿素7.24mmol/L；肿瘤标志物：神经元特异性烯醇化酶16.36μg/L；血常规、尿常规、凝血功能、输血前8项、糖化血红蛋白等未见明显异常。

【医疗诊断】　病毒性脑膜炎（脑干脑炎）。

问题 1

该患者入院后，如何对其发热症状进行护理？

病毒性脑炎高热患者应及时采取降温措施，以免长期高热影响大脑正常功能。①一般首先采取物理降温，冷敷、放置冰袋、30%～40% 酒精擦浴、冷盐水灌肠等。②必要时遵医嘱应用降温药物，用药后观察出汗情况，防止液体损失过多。③保持皮肤干燥、清洁，勤换衣裤。④病室保持空气新鲜，适宜温、湿度，定时通风换气。⑤给予患者清淡、易消化、高蛋白、高维生素饮食，嘱患者多饮水，多食流质，增加排泄。

问题 2

如何加强对该患者意识的判断？

大多数病毒性脑炎患者早期征象主要是意识及精神障碍，如嗜睡、昏睡、谵妄等。随疾病进展，意识障碍加深，最后昏迷。该患者目前神志清楚，但在护理过程中，仍然要严密观察患者的神志、瞳孔及生命体征的变化。

【诊治与护理经过】 入院后积极完善相关检查，进一步明确诊断。治疗上予阿昔洛韦抗病毒、舒普深抗炎及营养神经、改善循环等治疗，并密切观察患者病情变化。患者予上述药物治疗两天后症状较前有所改善，右耳前区时有疼痛，无畏寒、发热，无肢体麻木，饮食睡眠可，大、小便正常。

问题 3

为患者静脉输注阿昔洛韦时要注意什么？

抗病毒药物阿昔洛韦静脉滴注时的注意事项：①浓度不可高于 7 mg／ml，浓度太高易引起静脉炎。②应缓慢滴注，至少在 1h 内匀速滴入，嘱患者多补充水分，防止药物沉积于肾小管内。③静脉输入应选择大血管，避免药液外渗，随时观察有无红肿、疼痛等静脉炎症状，一旦出现，及时处理。④观察用药期间有无血尿、低血压、嗜睡、震颤、谵妄，皮疹等副作用。

患者经 1 周治疗后症状较前有所改善。但仍存在右耳前区麻木，右耳听力减弱，右眼睑闭合不全，露白约 1 mm，口角左偏，鼻唇沟变浅左偏。

如何帮助患者加强面部功能锻炼？

护士应指导患者掌握面肌功能训练的方法，具体如下：抬眉运动，尽力抬眉，如不能主动运动，可在眉心处轻加外力协助运动；用力皱眉，如不能完成，可在眉头处轻加向对侧的力协助运动。闭眼运动：轻轻闭眼，尽量完全闭合，露白时轻按框下缘；闭合后用力闭眼数次。耸鼻运动：用力耸鼻，在鼻根部形成皱纹。如不能完成，可在鼻翼上方轻用力协助完成。口部运动：示齿练习，患者嘴角同时向两侧牵拉，形似发"i"音；努嘴练习，嘴唇向前噘起，形似发"u"音。鼓腮练习，同时鼓起两腮，尽力闭紧嘴唇不漏气。鼓励患者坚持每天数次面部按摩和运动。

评析与总结

病毒性脑炎一般急性起病，通常有一个前驱期，多为 1 日或数日。表现为头痛、头晕、恶心、呕吐，也可出现咽喉痛、全身不适等上呼吸道感染症状。体温升高，多在起病不久发生。早期征象主要是意识及精神障碍，如嗜睡、昏睡、谵妄等。随疾病进展，意识障碍加深，最后昏迷。护理过程中应严密观察患者的神志、瞳孔及生命体征的变化，保持呼吸道通畅，供给足够的营养，维持水、电解质平衡，积极防治合并症如肺炎、消化道溃疡和出血等。脑水肿是危及生命的关键环节，早期发现并配合处理颅内压增高，以防止发生脑疝。